QUESTION NOUVELLE
DE
MÉDECINE ET DE CHIRURGIE

TRAITEMENT CURATIF

Sans Opération sanglante

des Cancers Fibromes

Kystes, Polypes, Adénites, Adénomes, Métrites, Lupus, Anthrax, Panaris, Ulcères, Abcès, etc.

PAR

l'Abbé Aristide DUPUY

ANCIEN PROFESSEUR DE CHIMIE

à LALOUBÈRE (Hautes-Pyrénées)

1925

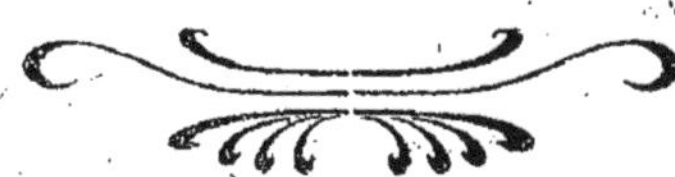

7ME ÉDITION

PRIX : 4 fr. 80

QUESTION NOUVELLE

DE

MÉDECINE ET DE CHIRURGIE

QUESTION NOUVELLE
DE
MÉDECINE ET DE CHIRURGIE

TRAITEMENT CURATIF

Sans Opération sanglante

des Cancers Fibromes

Kystes, Polypes, Adénites, Adénomes, Métrites, Lupus, Anthrax, Panaris, Ulcères, Abcès, etc.

PAR

l'Abbé Aristide DUPUY
ANCIEN PROFESSEUR DE CHIMIE
à LALOUBÈRE (Hautes-Pyrénées)

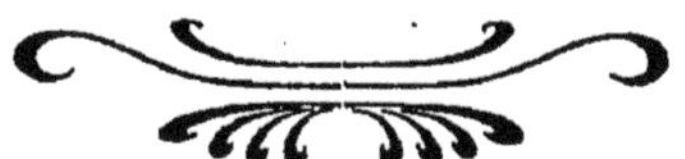

7me ÉDITION

PRÉFACE

Tout lecteur de bonne foi et de bon sens me saura gré, je l'espère, d'avoir osé publier cette 7e édition de mon livre, au moment où s'engage, dans le monde entier, la lutte contre le cancer si bruyamment annoncée et préparée.

Ce que je vais dire et démontrer refroidira l'enthousiasme injustifié que soulève le spectacle de cette mondiale mobilisation de savants plus ou moins authentiques et d'énormes capitaux surtout.

Et c'est avec le radium et les rayons X qu'on nous promet de vaincre le cancer!

Les **Instituts** *et les* **Centres** *anticancéreux possèdent, il est vrai, un riche trésor de guerre; ils ont recueilli des dizaines de millions de dollars, en Amérique, des millions de livres, en Angleterre, des millions de francs, en France et ailleurs; ils reçoivent, chaque jour, de nouveaux dons en abondance; on quête partout pour les enrichir davantage; les Conseils généraux leur votent des subventions; les Préfets invitent les* *moindres communes à s'imposer des sacrifices dans le même but. C'est ainsi que, dans les Hautes-Pyrénées, Arné a donné 50 fr., Cieutat, 50 fr., Juillan, 50 fr., Trie, 100 fr., et, dans les Basses-Pyrénées, Billère, 100 fr., Jurançon, 100 fr., Serres-Morlaas, 50 fr., Ustaritz, 50 fr., Sauveterre, 25 fr., Pontacq, 100 fr., Pau, 500 fr., etc. A ces recettes, si nous ajoutons les millions de francs versés par des milliers de cancéreux, en France seulement, aux opérateurs des rayons X et du radium, quelle recette totale au bout de l'an! Quels immenses sacrifices pour les rayons X et pour le radium! Quelles perspectives dorées pour les profiteurs de cette grande guerre!*

Mais, hélas! les pauvres cancéreux ne seront jamais les profiteurs. Les rayons X et le radium leur sont inutiles, quand ils ne leur sont pas funestes. C'est la faillite!

*Ces anticancéreux sont contre les cancéreux, non contre le cancer, qui n'a été vaincu que par l'***Eutropine** *et beaucoup moins souvent par la Chirurgie.*

A. D.

Le Cancer

Depuis l'an 1875, je n'ai jamais cessé de poursuivre, avec opiniâtreté, la résolution de ce problème : Guérir le Cancer.

Je connaissais déjà la nature parasitaire et la curabilité de ce terrible mal, quand il fit, en quelques années, à Bagnères-de-*Bigorre, plusieurs victimes parmi mes amis; mais je ne connaissais pas le remède.*

Depuis l'an 1875, j'ai lu, examiné, médité et discuté toutes les théories et opinions des savants relatives à la nature et au traitement du Cancer, à mesure qu'elles m'étaient signalées par la littérature médicale.

Et, à ce travail consciencieux et quotidien, j'ai ajouté patiemment mes expériences ininterrompues jusqu'à la publication, en 1907, d'une brochure (le Cancer, son remède curatif), *destinée à faire connaître l'Eutropine.*

Aujourd'hui, j'ose affirmer que le Cancer, dans la plupart des cas, n'est plus une maladie chirurgicale.

L'Eutropine guérit : Cancers, Fibromes, Kystes, Polypes, Lupus, Adénites, Panaris, etc.

DESCRIPTION DU CANCER

(D'après Hévin et les Chirurgiens du XVIIIe siècle).

Le Cancer, à son début, est une petite tumeur de consistance dure et squirreuse, de forme arrondie, ayant quelques millimètres de diamètre, qui peut se former dans toutes les parties du corps et même à la peau, qui attaque, de préférence, les parties glanduleuses comme les mamelles, les parotides, les amygdales, les glandes de l'aine et de l'aisselle, mais qu'on voit aussi bien souvent aux paupières, au nez, aux lèvres, à la langue, à l'utérus, à l'anus et au rectum.

Cette tumeur quelquefois reste assez longtemps sans changement apparent; et elle est indolente.

Mais un moment vient où l'accroissement se fait plus rapidement. La tumeur devient alors de forme irrégulière et montueuse, de couleur bleuâtre et livide, noirâtre ou plombée. Les veines qui l'environnent sont ordinairement tortueuses, gonflées, variqueuses. Le cancer devient douloureux. Succédant à une démangeaison, quelquefois insupportable au malade, la douleur correspond, à chaque instant, au progrès du mal. Elle devient de plus en plus, vive, cruelle, pongitive, lancinante. Et elle est continue. Cependant on a vu plus d'une fois des tumeurs malignes, même assez volumineuses, qui ne causaient pas une douleur extrême.

Le mal, peu à peu, ronge et détruit le tissu des glandes, les graisses et les téguments : une rougeur plus ou moins étendue se montre à la surface de la tumeur; le malade ressent des élancements profonds ; le cancer va s'ouvrir. Un changement formidable se produit; la peau se gerce et s'entr'ouvre; les fentes s'agrandissent et une sanie virulente en découle dont l'évacuation paraît d'abord soulager le malade; mais bientôt il en résulte un ulcère dont les progrès sont plus ou moins rapides.

L'ulcère cancéreux est d'un aspect horrible; ses bords sont tuméfiés, durs et calleux, renversés et livides ou noirâtres; les chairs sont molles, fongueuses, et saignent dès qu'on y touche. Il s'élève quelquefois, du fond de l'ulcère, des espèces de champignons spongieux, entassés en forme de rochers, qui se corrompent et se détachent, pour faire place à de nouvelles végétations semblables.

La sanie, qui en sort, est tantôt solide et gluante, de couleur plombée ou noirâtre, tantôt ténue et ichoreuse ou sanguinolente, mais toujours d'une odeur fétide, cadavéreuse.

L'acrimonie de cette matière cancéreuse est si active qu'elle détruit les parties voisines.

Quand le virus cancéreux est parvenu à ce degré de malignité, il n'est pas possible d'en arrêter les progrès; toutes les parties de la tumeur tombent en pourriture; les vaisseaux sanguins en sont rongés, et, à mesure que l'ulcère grandit, il survient des hémorragies fréquentes et insurmontables. Ces hémorragies sont très difficiles à arrêter, parce que tous les vaisseaux sanguins de l'intérieur de la tumeur sont devenus variqueux, que les fibres de ces vaisseaux, qui ont perdu leur action, ne sauraient se contracter, et que le sang, qui est le plus ordinairement en dissolution, est incapable de former un caillot.

Les douleurs que cause le cancer ulcéré sont si violentes, si continuelles et si insupportables que les malades attendent la mort avec impatience.

La fièvre lente, entretenue par la résorption de la matière virulente dans la masse des humeurs, est inséparable de cet état; elle éprouve des exacerbations fâcheuses; elle jette les malades dans la bouffissure et le marasme et leur cause des défaillances et des convulsions, par l'agacement des nerfs corrodés.

Les effets du virus cancéreux ne se bornent pas aux parties molles, ils s'étendent parfois jusqu'aux os.

La putridité, inséparable du cancer ouvert, est encore accélérée en partie, par l'accès de l'air.

On a constaté que les temps chauds et orageux exaspèrent toujours les souffrances des cancéreux.

Dans la dernière période de la maladie, la maigreur est extrême, la peau sèche et comme terreuse; les traits de la face s'altèrent; ils expriment à la fois la douleur physique et le désespoir.

PERIL CANCEREUX

Tel était autrefois l'horrible mal, tel il est encore aujourd'hui, avec cette seule différence qu'on n'a jamais vu le nombre de ses victimes s'accroître selon une progression aussi alarmante qu'à notre époque.

Le docteur Maurice Guillot écrivait, en 1913 :

« En Normandie, les affections cancéreuses sont tellement en croissance qu'elles causent deux fois plus de décès qu'il y a vingt-cinq ans. »

D'après M. le docteur Lord, on constatait, au Havre, en 1880, 53 décès par cancer, pour arriver à 200, en 1916. Il existe des maisons et des quartiers à cancers.

A Paris, on a dressé la liste des morts par cancer, depuis 1906, et, sur 1.895 maisons, on en a trouvé 931 qui avaient au moins 3 morts chacune, une qui avait 9 morts, et une autre, 14 morts, en huit ans.

Et partout, dans le monde entier, la mortalité par cancer, augmente de 30 pour 100 tous les dix ans.

Des statistiques officielles, il résulte, qu'en France, 50.000 personnes, par an, meurent du cancer. Même nombre, aux Iles Britanniques.

Ces statistiques ne sont ni exactes, ni sincères. Elles sont dressées par des docteurs et des fonctionnaires qui attribuent, au cancer seul, les décès de tous ceux qui meurent cancéreux, pour n'avoir pas à publier la liste effrayante des milliers de cancéreux ou de pseudo-cancéreux tués par le bistouri, par les rayons X, le radium, etc.

Cependant, les médecins et les chirurgiens poursuivent sans relâche leurs savantes recherches dans l'espoir de trouver le remède efficace; leurs académies, leurs laboratoires et leurs congrès sont devenus, pour ainsi dire, autant d'écoles de guerre contre le cancer.

Mais le mal cruel devient plus redoutable à mesure qu'on le combat plus énergiquement. Et il choisit, semble-t-il, de préférence, ses victimes, parmi les plus habiles chirurgiens et les plus savants spécialistes sur qui l'on comptait pour le combattre avec succès.

Que sont devenus cette confiance et cet enthousiasme qui présidèrent à la fondation, en 1891, de la *Ligue de Verneuil* contre le cancer, ligue aussi éphémère qu'inutile?

La *Revue des Maladies Cancéreuses* parut, en 1895, et disparut, en 1901, sans avoir servi à rien.

En novembre 1906, une nouvelle ligue contre le cancer a été fondée, la **Ligue Poirier.**

Tout semblait promettre, à cette dernière entreprise, une longue vie et d'éclatants succès. Nul, en effet, ne paraissait alors mieux qualifié que Poirier pour vaincre le cancer. Mais hélas! à peine au début de ce nouveau duel entre la science et le cancer, c'est Poirier qui a été tué (Mai 1907), deux mois après Mathias Duval, trois semaines avant Charrin!

La *Ligue Poirier* réorganisée est devenue, il est

vrai, l'*Association Française pour l'étude du Cancer*, qui tint, le lundi 15 juin 1908, à la Faculté de Médecine, à Paris, sa première séance publique, sous la présidence de M. Bouchard. Mais qu'a-t-elle fait pour vaincre le cancer?...

Les nouvelles associations se vantent d'avoir trouvé, dans les rayons X et dans le radium, deux moyens infaillibles de vaincre le cancer. De ces deux moyens de guérison, elles usent et abusent follement. Résultat de leurs opérations : mort de nombreux opérateurs et d'innombrables opérés. Des exemples seront cités plus loin.

QU'EST-CE QUE LE CANCER ?

D'après une conception très ancienne, et qui, de nos jours encore, a ses partisans, le cancer devrait être considéré comme une maladie organique commençant par l'altération latente des propriétés vitales et finissant par la destruction complète du tissu des organes. C'est la *théorie de la dégénérescence et de la carie des tissus.*

Elle est contredite par l'évidence du fait que le *cancer est d'autant plus virulent, et son évolution, d'autant plus rapide, que le sujet qui en est atteint est en possession de sa force et de sa vigueur.*

Ce même fait détruit également l'argumentation de ceux qui essaient de démontrer que le cancer est une *maladie constitutionnelle*, une dyscrasie, dont le néoplasme serait le résultat et non la cause. S'il en était ainsi, on ne verrait pas le cancer se montrer si souvent sous la forme chronique, dans la vieillesse, et mettre jusqu'à vingt ans à parcourir ses périodes, tandis que, maladie plutôt aigüe, dans l'âge adulte et surtout dans la jeunesse, il se présente avec tous ses caractères d'activité et de destruction.

La *théorie de la diathèse* ne méritera d'être examinée et discutée que le jour où la diathèse aura été définie avec précision. Qu'on nous dise en quoi consiste la diathèse cancéreuse.

Le docteur Spude (de Friedland) explique l'origine du cancer en disant que des groupes de cellules altérés biologiquement par une cause occasionnelle attirent certains produits spécifiques intravasculaires, cause d'irritation et d'usure illimitée des tissus. Cette hypothèse est gratuite et assez vague pour échapper à toute discussion.

La *théorie de l'origine fœtale* est ainsi exposée par M. G. Roger :

« Les néoplasmes seraient dus à des enclavements pendant la période embryonnaire. Plus tard, la résistance des tissus voisins venant à diminuer, les cellules ectropiées se mettraient à proliférer et se développeraient d'une façon exubérante. »

« Plusieurs objections », dit-il, « peuvent être faites à cette conception. Elle nécessite d'abord deux hypothèses : l'enclavement cellulaire et la faiblesse des tissus. »

Voici la *théorie de l'anarchie cellulaire* résumée par le professeur Debove :

« Tout notre organisme se compose d'une série de cellules ; ces cellules sont des organismes vivants ayant une existence individuelle et une existence collective. A ce dernier point de vue, ils sont soumis à une régulation commune, ils reçoivent les ordres d'une sorte de pouvoir central, qui, dans le cas particulier, ne peut être que le système nerveux, régulateur de la nutrition. Supposez, qu'à un moment donné, les cellules cessent d'obéir au pouvoir central, qu'elles deviennent anarchistes et se développent sans s'inquiéter de ce qu'il adviendra de l'organisme qui les porte et dont elles se nourrissent. »

« Ces cellules pourraient être détruites par les cellules voisines, par les macrophages : mais supposez qu'elles aient la force de résister ou que, par débilitation de l'organisme, la police soit mal faite et la force des macrophages insuffisante, ces cellules se développeront comme de véritables parasites ; elles seront les cellules du cancer. »

Debove, lui-même, nous dit que cette théorie n'est qu'une hypothèse qu'il faut bien se garder de prendre pour la vérité.

La *théorie Karyogamique* suppose, comme la précédente, que la cause du cancer n'est autre chose qu'une cellule normale des tissus devenue anarchiste.

Mais, à cette hypothèse, elle en ajoute une autre, pour la compléter, celle de la fécondation réciproque de deux cellules de même espèce au sein d'un tissu, fécondation nécessaire pour expliquer la fougue de prolifération de la cellule cancéreuse.

Mais cette fécondation offrirait précisément ce caractère que la pullulation des cellules cancéreuses serait illimitée. La *théorie Karyogamique* pure n'expliquerait que la genèse des néoplasies bénignes et non celle des néoplasies malignes.

« Il y a dans le cancer », dit Hallion, « non seulement à envisager l'hyperproduction des cellules, mais encore et surtout la non-cytolise des cellules.

« Je conclus que nous connaîtrons la cause du cancer quand nous saurons pourquoi les cellules ne se détruisent pas et qu'il est beaucoup moins important de savoir pourquoi elles se produisent. »

Les allemands Von Dungern et Werner ont exposé une théorie nouvelle de l'origine du cancer, qui est entièrement basée sur les idées soutenues déjà par Cathcart (d'Edimbourg).

Cathcart prétend démontrer qu'il n'y a aucune limite tranchée entre les tumeurs bénignes et les tumeurs malignes; que les tumeurs, bénignes et malignes, sont essentiellement semblables, et, qu'en ce qui concerne l'étiologie des tumeurs, aucune théorie n'est soutenable, si elle ne s'applique à la fois aux tumeurs bénignes et aux tumeurs malignes.

Von Dungern et Werner considèrent donc chaque cellule comme pourvue d'un *frein modérateur de la croissance,* c'est-à-dire de parties ayant pour fonction d'arrêter ou de retarder la croissance de cette cellule. Une excitation quelconque, qui vient affaiblir ou détruire ce frein naturel, provoquera une prolifération anormale et désordonnée, cause de toutes les tumeurs. Et les tumeurs seront bénignes toutes les fois que les forces frénatrices n'auront été qu'affaiblies, mais toujours malignes, quand le frein intracellulaire aura été tout à fait détruit.

La conception de ces bons Allemands serait ingénieuse si elle n'était absurde. Elle suppose qu'il n'y a que des tumeurs *homœomorphes.* Et, dans leur hypothese, en effet, la cellule-mère, quelque effrénée que soit la prolifération, aurait beau se multiplier, pour produire un néoplasme, elle ne pourrait engendrer que des cellules semblables entre elles, formant une tumeur *homœomorphe.* Or, il y a aussi des tumeurs *hétéromorphes,* contenant des éléments étrangers. Ce sont les seules qui possèdent une tendance à répulluler sur place ou dans d'autres parties de l'organisme. Et les tumeurs malignes proprement dites sont *hétéromorphes.*

La théorie allemande du *frein modérateur* n'explique donc pas pourquoi et comment il y a des tumeurs malignes, des cancers.

En résumé, les savants, jusqu'au commencement du XXe siècle, ont émis beaucoup trop d'affirmations gratuites, de théories absurdes et d'hypothèses extravagantes, au lieu de nous expliquer la nature du cancer.

Il est vrai, qu'en toute chose, s'il n'y a qu'une vérité, il y a une infinité d'erreurs.

Mais il est juste, autant que facile, de constater, qu'à toutes les époques, il s'est trouvé de modestes guérisseurs qui, se laissant guider par le bon sens, ont suivi loyalement une méthode vraiment scientifique, qui consiste à étudier de près l'évolution du cancer, dans les divers cas, et à reconnaître sans parti-pris, à mesure qu'ils se manifestent à leurs yeux, tous les faits incontestables sur lesquels repose, aujourd'hui, comme sur une base infaillible, le dogme de la nature microbienne du cancer, qui, malgré tout, tend de plus en plus à devenir classique.

La question en était là lorsque Eugène Doyen publia, en 1904, son *Etiologie du Cancer*, publication qui avait pour but de démontrer qu'un microbe, le *micrococcus neoformans,* est la seule vraie cause du cancer.

Ce microbe pathogène, d'après Doyen, est un parasite intra-cellulaire. Il se présente sous la forme d'un petit corps rond. Chaque cellule cancéreuse contient un certain nombre de ces petits corps globuleux. Quand les cellules viennent à proliférer, quand elles se multiplient par segmentation, les petits corps ronds se multiplient, de leur côté, et, comme ils se trouvent disséminés dans toute l'étendue de la cellule-mère, on les retrouve, après division, dans chacune des cellules-filles. Le microbe devient ainsi le parasite de chaque cellule-fille et de toutes celles qui en dérivent.

Quant à moi, je sais et j'affirme, depuis cinquante ans, que le cancer est une maladie microbienne.

Cependant, l'Académie de Médecine (Séance du 25 Mars 1919), avoue son ignorance. Elle ne sait encore rien de l'origine du cancer. Même après avoir entendu un rapport de M. Lumière, de Lyon, sur la question, elle ne se sent pas éclairée.

M. Lumière admet que les propriétés nouvelles de la cellule devenue cancéreuse sont dues à la pénétration d'un parasite. Allant plus loin, dans ses hypothèses, il arrive à conclure qne le parasite doit être un protozoaire.

Mais l'Académie répond que cette théorie du cancer ne repose encore que sur des hypothèses.

Qui suis-je, pour oser adresser un rapport scientifique (et quel besoin ai-je de le faire?) à cette fille de Danaüs condamnée à jeter perpétuellement des hypothèses dans un tonneau sans fond que le peuple naïf prenait pour un puits de science?

Aurais-je la prétention d'être mieux écouté que Louis Pasteur, le grand savant, le génial créateur de la Médecine Moderne?

Il fut contredit et combattu, pendant plus de douze ans, par toutes les académies, quand il exposait ses merveilleuses découvertes, mille fois éclairées par les plus éclatantes démonstrations!

LE CANCER EST-IL GUÉRISSABLE ?

Quelle que soit la nature du cancer, l'important sera de connaître le remède.

Mais n'est-il pas introuvable ce remède que l'on cherche en vain depuis trois mille ans?

Isaïe ne le connaissait pas, quand il fut appelé auprès du roi Ezéchias atteint de ce mal mortel *(œgrotavit ad mortem)*. Après examen du sujet, il ne peut qu'exprimer, au royal cancéreux, le pronostic fatal : *Morieris et non vives.* Mais voilà que le Ciel aussitôt inspira, au Prophète, l'idée d'appliquer, sur l'ulcère, un cataplasme de figues. Cette application fut faite *(cataplasmaverunt)*. Et, le troisième jour, le Roi, complètement guéri, se rendit au Temple pour y remercier le Seigneur.

La guérison est évidemment miraculeuse : la prière et les larmes d'Ezéchias opérèrent cette merveille.

Néanmoins les guérisseurs ont retenu et vulgarisé la recette divine.

Dans les anciens recueils de secrets merveilleux et de recettes diverses, « *le laict de figuier* » occupe une place honorable entre la « *poudre de crapaux* » et la « *litarge d'or* ».

A vrai dire, la thérapeutique du cancer, depuis le temps d'Isaïe jusqu'aux découvertes de Louis Pasteur, n'a pu réaliser aucun progrès important, basée qu'elle était sur la fausse théorie de la dégénérescence.

La cause et la nature de la maladie restant ignorées, l'*indicant* étant méconnu, l'*indication* ne pouvait être rationnelle. Elle est restée empirique.

« Ce ne sont pas les affections », dit Galien, « mais les causes qui indiquent le traitement. »

C'est pourquoi, dans le cours des siècles, certains guérisseurs, se rendant compte de l'insuffisance de la thérapeutique classique, ont probablement soupçonné qu'elle reposait sur de faux principes, quant à l'origine et à la nature du cancer, et se sont demandé si l'ulcère rongeant n'est pas un nid de parasites corrupteurs et destructeurs des tissus.

De là, je crois, cette multitude de caustiques, de narcotiques et de poisons divers dont on a usé pour la destruction du mystérieux et féroce ennemi; opium, belladone, jusquiame, datura, cigüe, euphorbe, aconit, laurier-cerise, acétate de cuivre, iode, arsenic, acide sulfurique, acide chlorhydrique, chélidoine, potasse caustique, nitrate d'argent, etc..., tous remèdes restés à peu près inutiles en tant que remèdes curatifs, et à tel point que Pourteau, de Lyon, a prétendu que l'eau pure valait mieux, et que l'anglais William Lambe conseillait de donner, aux cancéreux, pour toute nourriture et pour tout remède, de l'eau distillée.

Cependant les guérisseurs du cancer, meilleurs théoriciens que les savants, se sont montrés aussi meilleurs thérapeutes.

Par le fer, par le feu, par les caustiques, par l'arsenic et par la poudre de crapauds, ils obtenaient plus de succès que les savants docteurs, dans les cancers superficiels et peu étendus, exception faite des cancers inaccessibles sans le secours de la Chirurgie et trop souvent rebelles à la Chirurgie elle-même.

J'ai connu un de ces guérisseurs de la vieille école. Il était de mon âge.

Voici la méthode et les secrets de ce rude paysan et parfait honnête homme *(durus arator)*, que je considère comme un bienfaiteur de l'humanité ;

Il ne consentait jamais à traiter un cancéreux qu'après avoir très consciencieusement examiné le cas et constaté que le mal était favorablement situé, superficiel et assez étroitement localisé.

Mais, quand ces trois bonnes conditions lui paraissaient exister, il s'armait de son couteau et enlevait bravement la tumeur supposée maligne. Sur la plaie, il appliquait un corrosif. Et, pour tuer plus sûrement, jusqu'au dernier, tous les microbes scélérats, il ajoutait la poudre de crapauds et une pâte arsenicale.

Unissant ainsi la méthode sanglante à la méthode non sanglante, dans chaque cas particulier, notre guérisseur obtenait de vrais succès, de nombreuses guérisons bien constatées et bien définitives, non sans imposer, aux patients, d'assez cruelles et longues souffrances, rançon nécessaire de leur salut.

Et ce sont encore les guérisseurs qui ont inventé, contre le cancer ulcéré, le meilleur et le plus scientifique des palliatifs :

La tranche de veau.

Ces mots seuls provoquent le rire ou tout au moins le sourire de la pitié ou du dédain, chez les Docteurs. Mais attendons la fin : *rira bien qui rira le dernier.*

J'ai connu plus de mille cas de cancer ulcéré du sein, dans la plupart desquels, tous les remèdes pharmaceutiques, même la morphine, étaient impuissants à calmer la souffrance, semblable à celle qu'éprouverait une femme, si une main de fer lui arrachait le sein en le tordant. Cependant, la tranche de veau, appliquée, alors, dans l'ulcère, a toujours procuré, aux personnes qui ont eu la pensée de recourir à ce moyen empirique, un grand, très grand soulagement, qu'avec un peu de bonne volonté et de bonne foi, on s'explique aisément.

La tranche de veau est une chair morte. Et le microbe malin, sans cesse à la recherche des tissus altérés, traumatisés, brutalisés, ou mortifiés, pour mieux y vivre et y pulluler, ne demande pas mieux que d'être mis en contact avec la tranche de veau, qu'il envahit aussitôt pour en faire son Paradis. Admirable diversion ! elle a incontestablement pour effet d'atténuer et de retarder les ravages que le mal inexorable exerçait sur la poitrine d'une infortunée cancéreuse et, par ce fait, de beaucoup adoucir ses horribles souffrances !

Ne rions pas de la tranche de veau.

Nos praticiens d'aujourd'hui sont-ils mieux armés contre le cancer ? Ont-ils de nouveaux moyens plus puissants et plus efficaces pour le vaincre ?

Ils ont les rayons X, le radium, les étincelles de haute fréquence, les sérums, les ferments, les vaccins bactériens et la médication colloïdale.

RADIOTHERAPIE

Au sujet de la radiothérapie, on a dit et répété que le traitement par les rayons X est indiqué dans les cancers superficiels, dans les cancers de la peau, d'ailleurs guérissables par les procédés divers dont se servaient avec succès les anciens guérisseurs. Mais qu'on ne se hâte pas d'affirmer ni de croire que les rayons X guérissent tous les cancers de la peau!

M. le docteur J. Davier, dans un rapport lu à l'Académie de Médecine, le 4 Juin 1918, a prouvé la contre-indication de la radiothérapie dans bien des cas de cancer de la peau, et démontré que, non seulement elle échoue, mais qu'elle aggrave le mal, sans doute, croit-il, parce que tous les cancers ne constituent pas une seule espèce morbide.

On a dit aussi et répété que le traitement par les rayons X a ses dangers, ce qui n'est que trop vrai : il peut aggraver le mal au lieu de le guérir, faire apparaître des ganglions ou augmenter ceux qui existaient, transformer l'ulcère épithéliomateux en ulcère de Rœntgen, précipiter la généralisation et amener, en quelques semaines, la mort des malades devenus cachectiques.

Que disent nos grands chirurgiens? En octobre 1907, le XXe Congrès International de Chirurgie, réuni à Paris, a longuement discuté les diverses méthodes de traitement du cancer.

Et voici les plus importantes déclarations des principaux congressistes :

M. Tuffier estime que la radiothérapie, qui donne de très bons résultats, comme toutes les médications, dans les petits néoplasmes superficiels épithéliaux de la peaux, n'a qu'une action nulle ou douteuse sur les cancers des muqueuses, le cancer du sein et les cancers viscéraux.

De même, M. Thyéry considère les rayons X comme absolument inefficaces dans les tumeurs profondes. Ils ne donnent pas, dit-il, sur la peau, de meilleurs résultats que l'instrument tranchant.

Et il ajoute qu'il n'y a pas lieu de réserver les bons cas à la radiothérapie et les mauvais à la chirurgie.

M. Péraire est d'avis qu'il faut réserver le traitement radiothérapique aux ulcérations superficielles de la peau et reconnaître que, dans les régions profondes et, en particulier, dans les tumeurs, il donne tantôt une insignifiante amélioration, tantôt une fâcheuse aggravation, tantôt enfin un résultat absolument négatif.

M. Doyen apprécie en ces termes la radiothérapie des tumeurs malignes :

« Les rayons X ne guérissent pas le cancer, loin de là ! Ils guérissent seulement de petits épithéliomas cutanés, qui ne sont pas du cancer. Dans le cancer confirmé, ils ne donnent aucun bon résultat durable et leur application est presque toujours suivie d'une généralisation rapide. »

Après toutes ces constatations, on a pu dire des rayons X :

« Avant-hier, ils guérissaient le cancer; hier, ils étaient impuissants à le combattre; aujourd'hui, ils le provoquent. »

Le 10 juin 1914, on lisait dans plusieurs grands journaux de Paris :

RAYONS X

« Après les docteurs Hans Cox, Wilson, Paulin Méry, Bateau, après le docteur Hall Ewards, à qui l'on dut amputer un bras, et l'infirmière de la Salpêtrière, Mme Weidmann, qui perdit les deux bras, les rayons X viennent de faire une nouvelle victime.

« Un de nos spécialistes les plus réputés, le docteur Maxime Ménard, qui a créé, à l'Hôpital Cochin, en 1909, le laboratoire de radiothérapie, est atteint par le terrible mal, pour n'avoir pas voulu, malgré les avertissements, abandonner ses travaux. »

« L'héroïque et malheureux praticien est âgé de quarante-deux ans. »

Le 27 avril 1920 :

« Un médecin radiographe amputé pour la troisième fois. »

« On a annoncé, hier, au conseil municipal de

Paris, que M. Vaillant, chef du service de radiographie à l'Hôpital Lariboisière, allait être amputé du bras gauche.

« M. Vaillant a déjà été opéré plusieurs fois ; il ne lui reste plus que deux doigts de la main droite. Toute sa main gauche a été sectionnée, et c'est maintenant son bras gauche qui doit être amputé. »

Le 30 novembre 1920 :

« M. Charles Infroit, officier de la Légion d'honneur, chef des services radiologiques de la Salpêtrière, vient de mourir, victime des travaux par lui entrepris.

« Au cours de ses recherches, M. Infroit avait perdu successivement les doigts de la main droite, puis le bras droit tout entier, puis quatre doigts de la main gauche et l'avant-bras tout entier.

« Il se savait perdu, mais n'en continuait pas moins ses travaux. »

Le 29 mars 1921 :

« Encore une victime des Rayons X. »

« Le docteur Adolphe Leray, qui avait fondé, en 1901, le centre radiographique de l'hôpital Saint-Antoine, vient de succomber, après d'horribles souffrances. »

Le 12 avril 1923 :

« Victime des rayons X, le docteur Berger a dû subir l'ablation de la main gauche. »

Le 28 novembre 1924 :

« Sur la proposition de M. Justin Godart, ministre du travail et de l'hygiène, le professeur Bergonié, de Bordeaux, est élevé à la dignité de grand-croix de la Légion d'honneur.

« Cette victime de la science avait subi récemment l'amputation du bras droit, après celle de plusieurs doigts. Le professeur Bergonié est un de ceux qui ont le plus contribué au développement de la radiothérapie en France. »

Le 2 janvier :

Dès qu'il a reçu la nouvelle de la mort du professeur Bergonié, victime de son dévouement à la science, M. Justin Godart, etc.... »

Le 9 janvier 1925 :

« Encore une victime de la science. »

« M. Marcel Demalander, collaborateur du chimiste Demenitroux, décédé à l'hôpital Tenon, est mort à son tour, mercredi, à 12 heures, à la suite de la même déglobulisation sanguine. Il était à peine âgé de 34 ans. C'est en 1922, après avoir été employé à l'extraction du radium, qu'il s'attaqua, avec Demenitroux, à la préparation industrielle du thorium X dont la manipulation vient de le tuer. Avec une ouvrière de son usine et M. Demenitroux, M. Demalander est la troisième victime. Il a été traité par des applications de rayons X sur la rate. »

***

Après leur condamnation, par le Congrès International de 1907, les radiothérapeutes ne se sont pas découragés, plus confiants que jamais dans leur méthode, ils ont entrepris de la réhabiliter par leurs incessants et louables efforts, sachant que l'électricité n'a pas dit son dernier mot.

Ainsi engagée, entre partisans et adversaires de l'électricité, cette lutte scientifique a captivé de plus en plus l'attention des médecins et des cancéreux.

Enfin, un cri de victoire retentit : « On a trouvé le remède du cancer, la fulguration ! » Aussitôt les discussions et les expériences de nouveau se multiplient. Mais, tandis que les fervents et les partisans quand même des étincelles de haute fréquence publient les résultats les plus encourageants, les adversaires ne signalent que des insuccès nombreux et de graves accidents.

On était loin de s'entendre; et la fulguration était de plus en plus discutée lorsque s'ouvrit, à Bruxelles, le IIe Congrès de la Société Internationale de Chirurgie (21-25 septembre 1908), sous la présidence du professeur Czerny, d'Heidelberg.

Ce Congrès a été consacré surtout à l'étude de la Question du Cancer.

La *Presse Médicale* du 26 septembre 1908 résume ainsi le discours d'inauguration :

« Czerny s'est longuement étendu sur les questions générales dans lesquelles se présente le problème du cancer, sur la direction dans laquelle doivent se poursuivre les recherches relativement à son étiologie, sur son caractère infectieux, sur ses modes de propagation, sur son diagnostic, sur les mesures prophylactiques qu'on peut lui opposer, mais surtout sur les moyens thérapeutiques dont nous disposons actuellement pour lutter contre lui. »

« Après avoir passé successivement en revue les modes d'action et d'application des agents physiques et chimiques anciennement connus, il s'attache davantage à l'étude des agents plus récemment entrés dans l'arsenal thérapeutique : le radium, les rayons X, les étincelles de haute fréquence. On sait que le professeur Czerny s'est beaucoup occupé, dans ces derniers temps, du traitement du cancer par la *fulguration*, et il est intéressant de connaître son opinion sur ce mode de traitement. Or, si Czerny constate l'action énergique exercée par la fulguration sur les *cancers superficiellement situés*, ou du moins accessibles à son action directe, *on ne peut pas citer jusqu'ici*, dit-il, *un cas de guérison vraie obtenue par cette méthode thérapeutique.* »

« D'après Czerny, de toutes les méthodes thérapeutiques, c'est encore l'*exérèse chirurgicale* qui nous offre le plus de chance de succès. Elle a donné des guérisons incontestables, inespérées et définitives. Ce qu'il importe de répéter sans relâche, c'est que, pour être efficace, le traitement chirurgical doit être précoce. »

OPÉRATION CHIRURGICALE

Comme les médecins de l'antiquité, qui croyaient que le cancer est un mal sans remède *(langor insanabilis)* et la pire des maladies *(infirmitas pessima)*, un certain nombre de nos chirurgiens et de nos savants vont jusqu'à contester les succès de l'opération et croient à l'incurabilité absolue du cancer.

S'adressant aux partisans et aux virtuoses du bistouri, ils ne craignent pas de leur dire :

« Vous n'avez jamais guéri et vous ne guérirez jamais un cancer, parce que le cancer est une maladie générale, non une maladie organique ou locale. Par l'ablation d'organes ou de parties d'organes, vous n'avez pu guérir que des cancers qui n'étaient pas des cancers. S'il y a des opérations couronnées de succès, cela tient à ce que l'on opère beaucoup de pseudo-cancers, des tumeurs qui n'étaient pas encore des cancers, mais qui auraient pu devenir des cancers. »

M. le docteur G. Durand, dit, de son côté :

« L'inflammation simple peut, en effet, déterminer des néoplasies à marche progressive, susceptibles même de récidives sur place, et dont la structure simule plus ou moins le tissu sarcomateux, mais qui, malgré ces caractères, ne sont nullement des tumeurs malignes. »

« La question des *fausses tumeurs malignes* est un chapitre encore inexploré, bien qu'il soit non seulement intéressant pour l'anatomo-pathologie, mais aussi d'une importance pratique extrême pour le chirurgien... »

« On oublie trop facilement que l'inflammation, processus actif qu'il ne faut pas confondre avec la sclérose de guérison, est, sous toutes ses formes, un processus essentiellement hyperplasique à évolution progressive et récidivant *in situ* tant que l'agent causal n'a pas été supprimé chirurgicalement ou par les moyens propres de l'organisme.

« Il importait aussi, nous semble-t-il, de mettre en évidence les caractères histologiques de la forme subaigüe généralement mal connue et souvent confondue avec le sarcome. »

« La classe des sarcomes a été jusqu'ici un pot-pourri où l'on a confondu pêle-mêle les lésions les plus disparates en se basant sur des caractères histologiques trop peu précis. A côté des sarcomes vrais, tumeurs malignes du tissu conjonctif et de ses dépendances, il existe de nombreux *pseudo-sarcomes* dont plusieurs n'ont aucun caractère malin... »

Le 6 décembre 1911, une intéressante discussion eut lieu, à la Société de Chirurgie, au sujet des diverses tumeurs simulant les sarcomes et les cancers.

En voici le résumé :

M. R. Piqué apporte au débat deux cas de tumeurs de ce genre. Dans le premier cas, il s'agissait d'un abcès froid de la racine de la cuisse qui avait été diagnostiqué sarcome et dont la véritable nature ne fut connue qu'à l'opération. Dans le deuxième cas, il s'agissait d'une tumeur de la fosse iliaque droite qui avait aussi tous les caractères d'un sarcome et qui n'était pourtant qu'une tumeur inflammatoire à point de départ appendiculaire.

M. Tuffier a opéré, d'un ostéo-sarcome, pourtant diagnostiqué inopérable, de la région costo-claviculaire droite, un jeune homme de 19 ans, qui, depuis deux ans et demi, est resté complètement guéri, ayant subi la résection d'une partie de la clavicule et du plastron chondro-costal jusqu'à la 5e côte. Ce succès opératoire fait douter de l'existence d'un sarcome, diagnostic porté cependant à la suite d'une biopsie.

Chez une autre malade — une femme de 33 ans — que M. Tuffier avait opérée largement pour un soi-disant sarcome de la région sous-clavière gauche, il vit survenir, quinze mois après, une tumeur analogue sur la clavicule opposée. Pensant qu'il s'agissait peut-être de syphilis, il institua le traitement spécifique. Et cette pseudo-récidive disparut rapidement. Il est donc probable que la première tumeur était de même nature, c'est-à-dire purement syphilitique.

Ces faits démontrent que, cliniquement, le diagnostic entre certaines lésions tuberculeuses ou syphilitiques et le sarcome est matériellement impossible.

Ces données jettent une certaine clarté sur la thérapeutique chirurgicale; nous ne savons rien du pronostic des sarcomes opérés; il est probable que nos succès opératoires sont dus bien plus à la nature de la tumeur qu'au procédé employé.

M. Lejars, dont le rapport a été le point de départ de la présente discussion, résume deux nouvelles observations du même genre qui ont été adressées à la Société, l'une par M. Le Jentel (d'Alençon), l'autre par M. Louis Bazy (de Paris).

Il y a parfois des similitudes telles, que le diagnostic histologique lui-même peut être erroné, s'il ne porte que sur un nombre restreint de coupes, et que, même si les coupes sont multipliées et répétées en différents points de la tumeur, l'interprétation définitive peut être des plus malaisées et des plus hésitantes (*Presse Médicale,* 13 décembre 1911).

M. Tuffier a fait cette constatation :

« Malgré la propagande si justement conduite en faveur des interventions précoces, contre les tumeurs accessibles ou profondes, j'estime, qu'à l'heure actuelle, le nombre des cancers qui nous sont présentés inopérables est supérieur à celui des cas que nous opérons. » (Traité du Cancer inopérable).

Plus nombreux sont encore ceux qui ne sont pas soumis au chirurgien, et pour cause.

Il est donc vrai qu'on n'opère qu'un nombre relativement restreint de cancers choisis parmi les meilleurs cas.

Or, de ces cancers opérés :

1° La plupart se généralisent par récidive ou métastase presque immédiate, quand il n'y a pas mort opératoire ou opération mortelle. En effet, si, au nombre effrayant des humains que tue le cancer, nous ajoutions celui des cancéreux et des soi-disant cancéreux tués par le bistouri !...

2° Quelques-uns paraissent guéris. Mais ce n'est qu'un arrêt passager, un répit avant la terrible et inexorable récidive.

3° Il y en a quelques-uns qui se terminent par guérison. Mais, dans ces rares cas de guérison, l'opération toujours a été précoce, pratiquée avant tout diagnostic certain. C'est pourquoi nous nous trouvons le plus souvent en présence de guérisons de pseudo-cancers, de tumeurs qui ne sont pas des cancers. L'opération chirurgicale ne guérit que trop rarement le cancer confirmé.

Mais nous signalerons plus loin les progrès de la Chirurgie. Quant aux méfaits des rayons X, les docteurs de l'Institut Rokefeller vont nous les expliquer.

LYMPHOCITOSE ET CANCER

Le *Journal de Médecine Expérimentale* de New-York a publié toute une longue série d'expériences faites au Laboratoire de l'Institut Rokefeller, sur les rapports de la lymphocytose et du cancer et sur l'action des rayons X sur le cancer.

De ces expériences faites sur des animaux, il résulte :

1° Que, lorsque on examine histologiquement une greffe cancéreuse, chez un animal immunisé, on est frappé de l'apparition rapide, autour de cette greffe, d'un grand nombre de lymphocites, qui, d'après Murphy et Sturm, jouent un rôle important dans la lutte de l'organisme contre le cancer;

2° Que, lorsqu'il y a hyperlymphocytose, il y a, en même temps, hyperleucocytose;

3° Que l'immunité contre le cancer est toujours en rapport avec la lymphocytose sanguine;

4° Que les animaux immunisés peuvent être rendus sensibles à l'inoculation cancéreuse, si l'on frappe le tissu lymphoïde d'une destruction plus ou moins importante sous une certaine dose de rayons X;

5° Que les rayons X administrés à dose suffisante détruisent une plus ou moins grande quantité de lymphoïdes et diminuent d'autant la résistance de l'animal à l'inoculation cancéreuse;

6° Que les rayons X, même à une dose qui dépasse la dose thérapeutique, n'arrivent jamais à détruire la cellule cancéreuse.

Les rayons X ne sont donc que les auxiliaires des microbes malins.

SÉRUMS

Faut-il rappeler la honteuse faillite des sérums?

Il suffira de dire que celui qu'inventa et exploita Doyen fut le plus fameux et le meilleur et qu'il ne valait rien.

Il fut néanmoins annoncé comme une géniale découverte, comme le remède idéal et infaillible du cancer, et vendu fort cher.

Voici quelques exemples :

En 1903, on avait prié Doyen de se rendre en Amérique, auprès d'un malade, pour le soigner avec son merveilleux sérum. Il répondit : « Je vais perdre beaucoup de temps, versez-moi d'abord *deux cent mille francs,* qui me seront définitivement acquis, et engagez-vous à supporter les frais de mon voyage. »

A un malade qu'il était allé voir deux fois, à la frontière belge, il demanda la somme de *trente mille francs.* Mais le Tribunal de Dinan et la Cour d'appel de Bruxelles réduisirent sa demande d'honoraires à *quatre mille francs.*

Au mois d'avril 1904, un riche américain, dont la femme était atteinte d'une tumeur cancéreuse au sein, se mit en rapport avec Doyen, qui accepta de traiter la malade à l'aide d'un sérum de son invention. Le mal n'était pas profond, du moins la radiographie avait permis de constater que le mal n'avait pas encore pénétré sous le sternum.

Après quelques injections, et sur les instances de l'américain, qui désirait connaître le prix du traitement, Doyen fixa à *cent mille francs* le montant de ses honoraires, que, par l'intermédiaire de son secrétaire, il se fit verser presque immédiatement. Le traitement commença le 29 avril et fut interrompu le 27 mai suivant, pour les motifs auxquels il est fait allusion dans le certificat suivant :

« Nous soussignés : Docteur Debove, Officier de la Légion d'Honneur, Officier de l'Instruction publique, membre de l'Académie de Médecine, doyen de la Faculté de Médecine de Paris, Docteur Routier, chirurgien des hôpitaux, Docteur Gros, lauréat de la Faculté de Paris, avons vu et consulté Mme Crocker, le 27 mai et le 12 juillet 1904. A notre première consultation, nous avons constaté l'existence de tumeurs cancéreuses thoraciques, récidives d'un cancer au sein opéré antérieurement, *affection incurable dans l'état actuel de la science.* »

« Dans notre seconde visite, nous avons constaté une augmentation très notable du nombre et du volume des tumeurs et une aggravation marquée de l'état de la malade. »

« Le présent certificat a été rédigé sur la demande de M. et Mme Crocker. »

« Paris, le 12 juillet 1904. »

(Suivent les signatures).

L'état de la malade, en effet, s'aggravait de jour en jour. Elle repartit pour l'Amérique et mourut le 27 juillet 1904.

M. Crocker assigna le Docteur Doyen devant la première chambre du Tribunal civil, disant dans son assignation « qu'ainsi, soit à raison des dangers qu'il présente, soit à raison d'une contre-indication de ce traitement dans la maladie de Mme Crocker, en tout cas, par suite de l'aggravation de la maladie, le traitement n'a pu être institué ou continué ni la convention recevoir son effet. » En conséquence, M. Crocker réclamait la somme versée, réduction faite d'une juste rémunération des soins donnés.

Mais, par son jugement du 2 mars 1907, le Tribunal déclara « *Crocker mal* fondé en ses moyens, fins et conclusions, l'en débouta et le condamna aux dépens de l'instance. »

Le malheureux américain avait perdu ses cent mille francs, sa femme et son procès.

Atteint du cancer, à son tour, Georges Crocker mourut en 1910, léguant, à l'Institut de New-York, une somme *d'un million de dollars*.

Mais Doyen avait bien vendu son sérum. *Cent mille francs de sérum pour le traitement d'une seule malade pendant 29 jours !*

Ce trop fameux sérum fut sévèrement et définitivement condamné par l'expérience, et son auteur, proclamé, par la voix publique, roi des charlatans.

A partir de ce jour, le prestigieux opérateur Doyen, qui avait déjà déposé le bistouri, arme impuissante contre le cancer, n'osa plus ni se servir, ni parler de son sérum abominable.

Il se fit missionnaire des électriciens et se mit à prêcher, Dieu sait avec quelle conviction! la fulguration.

Certes, après cela, le Docteur Tuffier a pu déclarer, en toute sincérité, sans craindre la moindre contradiction, que « *ni sérums, ni vaccins ne sont efficaces contre le cancer*, que tous ces spécifiques ont fait faillite. »

LE RADIUM

On sait que le radium, découvert, en 1899, par Curie, Bémont et Mme Curie, a la propriété d'émettre de la lumière, de donner des radiations, qui agissent sur la plaque photographique, rendent l'air conducteur de l'électricité et produisent, sur les corps, diverses actions chimiques.

Après l'échec incontestable de l'électricité dans le traitement du cancer, après la complète faillite des sérums et des vaccins, on a songé à instituer une nouvelle thérapeutique anti-cancéreuse basée sur les merveilleuses propriétés du métal mystérieux. On a créé la *radium-thérapie*, qui emploie, soit les irradiations du radium et de ses sels, soit les émanations.

L'émanation est le gaz qui se dégage, qui émane du radium. Il en a toutes les propriétés, toute l'action. Son seul défaut est que sa radioactivité diminue d'heure en heure et, qu'au bout de quatre jours, sa puissance est diminuée de moitié, ce qui la rend inapte au traitement du cancer.

On peut, à l'aide d'appareils producteurs d'émanation, charger ainsi des tubes, des aiguilles, avec ce gaz, qui offre, nous l'avons dit, les mêmes avantages que le radium.

Mais il est indispensable d'avoir à sa portée une source industrielle de production d'émanation pour la préparation des aiguilles.

Etant donné une tumeur maligne inopérable, soit

un véritable épithélioma de la parotide, une masse diffuse qui envahit toute l'épaisseur de la glande parotidienne, voici les deux manières de traiter le mal par le radium :

Si on emploie le radium en nature, comme cela se fait généralement, il faut qu'un chirurgien fasse cinq ou six ponctions, à la pointe du bistouri, qu'il dissocie le tissu cancéreux et qu'il enfonce des tubes à radium en plein tissu néoplasique, pour une valeur de 50.000 francs.

Le malade éprouve de vives douleurs pendant cette introduction. Et l'opération est souvent suivie d'hémorragie et d'infection locale.

Ce qui n'arrive jamais, c'est la guérison réelle du cancer.

Veut-on traiter ce même cas par les émanations? On emploie des aiguilles pleines comme les aiguilles à coudre. Ces aiguilles sont couvertes d'une buée, d'un gaz émanation. Mais cette mince lame d'émanation est peu adhérente : pour la fixer, il faut l'enduire d'un mince vernis (collodion ou celluloïd).

Dix ou douze de ces aiguilles sont introduites, presque sans douleur, dans l'épaisseur des tissus : elles agissent profondément dans toute l'étendue de la tumeur; et, si, par hasard, une de ces aiguilles est perdue, la dépense est minime.

Le procédé est donc meilleur que le précédent. Mais il a le même défaut capital de ne point guérir le cancer.

Voici, d'après M. Villard, de Lyon, ce qu'il faut penser du traitement du cancer par le radium :

« Les émanations du radium exercent, sur les tissus, une action circonférentielle, périphérique, qui ne dépasse pas une certaine profondeur, et, qui, bien qu'agissant avec élection sur les cellules cancéreuses, n'est pas limitée à elles seules et peut produire des désordres sur les organes sains. Le sort des éléments néoplasiques frappés de mort par le radium est mal connu; à côté des éléments qui sont éliminés, d'autres, repris par le torrent circulatoire, sont transportés dans l'économie : peut-être a-t-on, de ce fait, l'explication de ces métastases précoces extraordinairement développées et anormales.

M. Villard ne connaît aucun cas personnel de guérison définitive : tous ont récidivé, bien que le traitement ait été fait par les personnalités les plus qualifiées scientifiquement.

Sans doute, les résultats de la curiethérapie sont souvent impressionnants : quand, par cette méthode, des cols utérins ulcérés et végétants, rapidement sont transformés en moignons indurés et fibroïdes, on a tout d'abord la tentation de rejeter le bistouri définitivement. M. Villard a subi lui-même ce mirage. Mais quand on suit les opérées..... l'enthousiasme s'évanouit. (Société de Chirurgie, séance du 27 janvier 1920).

M. Tixier s'étonne de ne voir signalés, dans

aucune observation, les accidents infectieux que trop souvent détermine le radium.

Et M. Tuffier indique, qu'en Amérique, on a constaté que les émanations de radium déterminent, chez les infirmières, employées seulement au nettoyage des appareils, une atrophie ovarienne lente, insidieuse et définitive, la stérilité absolue et une infirmité grave et permanente.

Pour d'autres motifs encore, cette chirurgie de malheur restera frappée d'anathème tant qu'il y aura des chirurgiens honnêtes et des malades pas trop naïfs : elle ruine les gens avant de les tuer. La bourse et la vie!

En cela, rien d'étonnant. On n'a jamais encore pu signaler la moindre différence entre le radium et les rayons X quand à la manière d'agir.

L'Electrosélénium

Un beau jour, cette nouvelle s'est répandue :

« Wassermann a trouvé le remède du cancer. Wassermann guérit tous les jours des souris cancéreuses avec l'Electrosélénium. Il a certainement le moyen de guérir le cancer chez l'homme. »

Et faux savants défaitistes, de chez nous, aussitôt de s'écrier en chœur : « Gloire à Wassermann! Oh! le beau triomphe de la science! Combien les Allemands nous sont supérieurs! A côté d'eux, nous ne sommes rien. Il n'y a que la science allemande pour opérer un tel prodige! »

Ils travaillaient ainsi avec enthousiasme pour les rats de Prusse.

On assure même que les plus fervents s'empressèrent de se rendre en pélerinage là-bas, au-delà du Rhin, pour demander, à Wassermann, la faveur d'être admis à l'honneur de vénérer les souris historiques.

Ce fut une honte.

Ne savait-on pas déjà que ces tumeurs, qu'elles peuvent porter sous le ventre ou sous la queue, ne sont pas et ne seront pas des cancers humains tant que les hommes ne seront pas des souris?

Voici d'ailleurs de vrais savants et de vrais français qui condamnent l'emploi de l'électrosélénium dans le traitement du cancer :

ÉLECTROSÉLÉNIUM DE WASSERMANN

MONTPELLIER

Société des Sciences Médicales de Montpellier

26 avril 1912

Sur 3 Cas de Cancer traités par l'Electrosélénium

M. C. Jourdan, avec son maître, le professeur Forgue, a essayé la thérapeutique anti-cancéreuse par les métaux colloïdaux, et ils ont pratiqué, chez trois malades, des injections d'électrosélénium. Les injections ont été faites tous les deux jours. Il s'agissait de trois femmes ayant : la première, un cancer de l'utérus infiltré dans les bases ligamentaires, avec retentissement ganglionnaire inguinal bilatéral et iliaque droit; la deuxième, une énorme adénite cancéreuse de l'aisselle gauche; la troisième, un cancer de l'estomac.

Les injections n'ont été suivies que de peu de phénomènes généraux : pas de frissons, pas de vomissements, une faible élévation thermique (37°8 — 37°5), une légère sensation de malaise général. Chez les deux premières malades, l'effet a été *absolument nul*, sur l'état local et sur l'état général, même après six injections chacune. Quant à la troisième, elle a présenté, après la troisième injection, des troubles gastriques très graves, des vomissements continuels, au cours desquels elle a rendu des petits fragments de tumeur. L'état général s'est très rapidement altéré et la malade a succombé en six jours. Ces troubles ont-ils été sous la dépendance du médicament ou est-ce une coïncidence? On n'en peut rien dire.

En tout cas, l'exemple des deux premiers cas n'a pas été encourageant, et les auteurs ont cessé aussitôt cette thérapeutique, qui peut ne pas être sans danger. D'ailleurs, Wassermann ne dit-il pas lui-même que, pour agir sur les tumeurs des souris, il faut injecter des doses *para-mortelles*? Sans conclure de la souris à l'homme, il semble bien qu'avec le sélénium il faille se tenir sur ses gardes et que son action anti-cancéreuse chez l'homme n'est pas assez évidente pour qu'on doive continuer son usage. (*Montpellier-Médical,* 2e série, t. XXXV, nº 44, 3 Novembre 1912).

Cuivre colloïdal

Le document qui suit réduit à néant la valeur de la cuprase en tant que remède anti-cancéreux :

BORDEAUX

Société de Médecine et de Chirurgie

12 JUILLET 1912

Tumeur épithéliomateuse traitée par la Cuprase

M. Borde présente une malade à laquelle il a injecté 18 ampoules de Gaube, ampoules de cuprase ou cuivre colloïdal, prônées par son auteur comme remède curatif du cancer.

Cette malade présentait depuis deux mois, lorsque M. Borde la vit, c'est-à-dire vers le 11 Mai 1912, une tuméfaction de la joue droite, proéminant du côté de la cavité buccale. Il s'agissait, ainsi que le démontra la biopsie, d'un épithélioma ayant envahi le maxillaire supérieur, épithélioma à marche rapide, que M. Borde estima favorable pour expérimenter la cuprase, attendu que M. Gaube a écrit que : « le colloïde du cuivre agit plus vivement sur les cancers dont l'évolution est lente... » A ce moment, il n'existait pas d'exophtalmie, mais la malade se plaignait de douleurs vives dans toute la partie droite de la tête.

Les injections, faites tout d'abord deux fois par semaine, à la fesse, ne produisirent rien; l'exophtalmie apparut. On les rapprocha, on en fit trois par semaine, mais rapidement, de jour en jour, on vit l'œil droit repoussé hors de l'orbite de plus en plus, puis on vit un gonflement rouge poindre en arrière de la paupière inférieure, gagner la conjonctive oculaire, atteindre le bord inférieur de la cornée qu'elle cherche à encercler. Les lésions en sont là aujourd'hui.

M. Durodié a eu l'occasion d'essayer la cuprase sur un malade atteint de cancer de la langue, il y a un an : il n'a rien obtenu.

M. Labeau a vu, chez une malade traitée par la cuprase et que soignait un de ses confrères, céder les douleurs consécutives à un épithélioma de la joue jugé inopérable : les injections étaient faites de 1 à 2 centimètres au-dessus de la tumeur.

M. J.-L. de Boucaud, dans un cas d'épithélioma de la base de la langue, a fait une série de huit injections sans rien obtenir. Il faisait les injections à la face externe de la cuisse, alternativement à droite et à gauche. (*Gazette hebdomadaire des*

Sciences Médicales de Bordeaux, t. XXXIII, n° 42, 20 Octobre 1912).

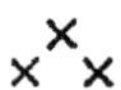

La cuprase ne guérit pas le cancer. Et, s'il arrive qu'en certains cas, elle calme les douleurs, c'est à la manière de tant de poisons, en brisant la résistance du malade et en rendant sa guérison plus impossible encore.

L'EUTROPINE

Son histoire

En 1906, l'Eutropine n'était encore qu'un remède anonyme, connu seulement de quelques cancéreux, de leurs médecins et de leurs familles.

Mais, grâce à son efficacité, dès le début manifeste, elle attira peu à peu, à son inventeur, une nombreuse clientèle, à tel point que celui-ci devint bientôt le prisonnier de la foule des malheureux qui venaient de toutes parts, lui demander la guérison de leur mal et le soulagement de leurs souffrances.

Concilier les obligations du ministère paroissial avec les devoirs de charité envers ses chers malades devint, pour le Curé de Salles-Adour, un problème passionnant, mais difficile à résoudre.

Il y consacra tout son temps pendant plusieurs mois, mais en vain. La tâche était trop au-dessus de ses forces.

Il voulut alors fonder une modeste clinique, avec le concours d'un médecin et d'un pharmacien, dans le but d'assurer aux malades, et plus particulièrement aux plus pauvres et aux plus malheureux, les soins que réclamait impérieusement leur état pitoyable.

Il se préoccupa beaucoup moins d'éviter qu'on l'accusât d'exercer illégalement la médecine; il ne croyait pas que la jurisprudence française pût considérer, comme irrémissible et punissable des peines les plus sévères, le délit de soulager et de guérir, sans diplôme, des cancéreux, lamentables victimes du bistouri, du radium et des rayons X ou déjà empoisonnés par quelque sérum ou par la morphine et finalement abandonnés par les Docteurs de la Faculté.

La découverte de l'*Eutropine* fut annoncée, pour la première fois, en septembre 1907, par une brochure ayant pour titre : « le Cancer, son Remède Curatif. »

On était à la veille du XXe Congrès International de Chirurgie. Cette modeste brochure fut lue et appréciée.

Quant à l'*Eutropine,* elle était déjà réclamée par bien des malades et elle fut aussitôt connue dans toute la France.

Mais la « *Dépêche de Toulouse* » veillait, telles les oies qui sauvèrent jadis le Capitole de Rome. Et, dans son numéro du 9 janvier 1908, on put lire :

EXERCICE ILLÉGAL DE LA MÉDECINE. — *Le budget des cultes n'existe plus, la foi se perd et les « bonnes poires » s'en vont. Le métier de curé n'est plus aussi lucratif. Aussi, bon nombre de pasteurs d'âmes, laissant leur troupeau paître sous la garde de Dieu, se sont décidés à chercher un supplément de ressources dans des occupations moins célestes. Les uns rampaillent des chaises, d'autres bâtissent des paillassons.*

Dans les Hautes-Pyrénées, quelques-uns, plus malins, se sont installés médecins. Les plus modestes vendent des remèdes pour les engelures et les taches de rousseur. Leur charlatanisme est au moins inoffensif. Mais d'autres sont plus audacieux : ainsi, dans l'arrondissement de Bagnères, on en cite un qui soigne spécialement les maladies de la femme, et, dans une commune de l'arrondissement de Tarbes, il y en a un autre qui traite les cancers.

Il y a là un abus réel et un danger sérieux.

Grâce à une réclame savante, le curé en question est en train de se créer une clientèle. Les cancéreux vont chez lui et, tous les jours, il expédie des caisses de son orviétan dans une des gares situées entre Tarbes et Bagnères. Il a soigné, entre autres, une femme qui vient de mourir au milieu des plus atroces souffrances.

Que la justice ferme les yeux sur les farceurs qui vendent un onguent avec une médaille pour enlever les cors aux pieds, ou un spécifique avec un scapulaire pour faire disparaître les verrues, passe encore; mais elle ne peut tolérer un tel charlatanisme lorsqu'il s'agit d'un mal comme le cancer. Pour le soulager, sinon pour le guérir, il n'est pas trop des soins les plus intelligents et de la science la plus expérimentée. Il y aurait inhumanité à laisser les malheureux qui en sont atteints à la merci de la cupidité d'un empirique.

Rendez-vous utiles, messieurs les curés, en fabri-

quant des manches de pelle ou en tressant des nattes, mais ne touchez pas à la médecine et à la pharmacie. Ces professions ne sont pas comme votre sacerdoce que le premier venu peut exercer sans connaissances spéciales et avec la seule autorisation du Saint-Esprit. Il faut pour soigner le cancer et préparer ses remèdes des études préalables, il faut conquérir des titres et diplômes qui garantissent quelque aptitude et quelque capacité. Contentez-vous de soigner l'âme; si vos médicaments ne la guérissent pas, du moins ils ne la tueront pas puisque vous avez pris la précaution de la proclamer immortelle. — F. C.

Le document valait la peine d'être cité dans son texte exact. C'est pourquoi nous nous contentons d'en souligner les deux phrases principales.

Rien n'y manque, en fait d'accusations contre le Curé de Salles-Adour et son Eutropine.

Et la brutale mise en demeure de poursuivre, adressée au parquet de Tarbes, par le journal qui a, pour collaborateurs politiques, **Henri Brisson, Léon Bourgeois, Georges Clemenceau, Jean Jaurès, Camille Pelletan, Albert Sarraut, Lemasson, Eugène Fournière, Edouard Lockroy, A. Aulard, etc.,** placée à la fin du morceau, ne le dépare point :

« *Il y aurait inhumanité à laisser les malheureux qui en sont atteints à la merci de la cupidité d'un empirique.* »

On voit que, pour mieux rendre inexcusables les lenteurs de la justice, la vertueuse « *Dépêche* » a donné, à sa plainte, la forme d'un bon réquisitoire.

Oui, pour la première fois de sa vie de Procureur de la République peut-être, M. Sens-Olive a reçu son réquisitoire tout fait. Et les juges, amis et protégés de la « *Dépêche* », y trouveront sans peine une extraordinaire surabondance de motifs pour une sévère condamnation.

Mais, à Tarbes, M. le Procureur de la République ne paraît pas avoir été le premier à lire la « *Dépêche* » du 9 janvier 1908.

Au préfet juif Coggia revient l'honneur d'avoir pris l'initiative de ce procès mémorable.

Un de ses agents secrets parcourut la région pour recueillir des renseignements.

On se souvient encore de ce vieillard, de taille élevée, un peu voûté, portant barbe grise, chaussé de bottines à demi-usées et vêtu presque correctement sous sa redingote noire et son chapeau de même couleur. Il allait de porte en porte, comme un pauvre qui a honte de mendier son pain. Et il se plaisait trop visiblement à causer des cures opérées par l'Eutropine de l'abbé Dupuy et des personnes qu'on disait en avoir obtenu les meilleurs résultats.

Un jour, il osa s'adresser au curé de Salles-Adour lui-même, le féliciter et lui offrir ses services pour le cas où celui-ci désirerait traduire sa brochure en diverses langues. Mais il fut froidement remercié.

Le 17 janvier 1908 et jours suivants, ce fut le tour de la gendarmerie de faire militairement et en bonne forme l'enquête préparée par le vieux mouchard.

Interrogé le dernier, l'abbé Dupuy avoua qu'il ne s'était jamais fait scrupule de donner, dans les cas urgents, des conseils et des soins aux malades qui avaient recours à lui. Et il ajouta :

« Quant à la *femme qui vient de mourir au milieu des plus atroces souffrances,* je ne lui ai jamais donné ni soins, ni conseils, ni remèdes. On vous dira que cette femme dont la mort, que la « *Dépêche de Toulouse* » s'empressa de publier, a fait tant de bruit, n'a été soignée que par des médecins diplômés. »

« Cependant, je possédais le moyen, sinon de la guérir, tout au moins de lui procurer de longues années de survie sans souffrances. Je n'ai pas été consulté. » (Déclaration consignée dans le procès-verbal).

Cette réponse troubla le Préfet Coggia. C'était l'écroulement de tout son système. Et pourtant ça faisait si bien, là, « *une femme morte au milieu des plus atroces souffrances !* »

Coûte que coûte, il fallait une *femme morte*. Mais on ne parvenait pas à trouver une « *femme morte au milieu des plus atroces souffrances* », parmi celles qui avaient reçu des soins de l'abbé Dupuy.

Le Commissaire spécial du Préfet fit des recherches habiles pendant un mois, et, le 17 février 1908, son maître reçut, de lui, un rapport disant :

« On a trouvé deux cas dans lesquels l'abbé Dupuy a soigné seul des malades.

« Le premier est celui d'une dame décédée dans la première quinzaine de décembre 1907, sans que le Docteur F... ni aucun de ses confrères ait été appelé, et qui n'aurait reçu des soins que de l'abbé Dupuy.

« Le deuxième est celui d'un ouvrier de Tarbes, employé, croit-on, à l'Arsenal, dont la garde-halte de Salles-Adour pourrait donner le nom, et dont la femme venait dans cette localité, chercher, à la cure, des bouteilles d'Eutropine dont elle avait besoin pour soigner son mari. »

Le document n'était pas riche en trouvailles.

Le Préfet s'empressa, néanmoins, de le transmettre, le même jour, au Procureur de la République, le priant sans doute de vouloir bien trouver autre chose et jugeant que ce magistrat debout ne saurait être qu'un homme prêt à marcher.

Et, le 28 février 1908, jour de pluie et de tempête, le Parquet de Tarbes, au grand complet, se transporta à Salles-Adour, entre 2 et 3 heures du soir, pour procéder à une minutieuse perquisition au domicile du curé-guérisseur.

Une grande partie de la correspondance médicale de l'abbé Dupuy (un peu plus de 4.000 lettres ou télégrammes) fut saisie, non les dossiers les plus précieux et les plus importants, qu'une naturelle prudence avait fait mettre en lieu sûr dans un intérêt scientifique et social.

« On trouva au domicile de l'abbé Dupuy », dit le procès-verbal, « une certaine quantité de drogues et beaucoup de plantes médicinales. »

Non content d'avoir entre les mains la volumineuse correspondance saisie au presbytère, le Parquet pratiqua la saisie, à la Poste, — depuis le 28 février jusqu'au 15 avril, — de toutes les lettres adressées à l'abbé Dupuy. Ces dernières formaient bientôt soixante-cinq dossiers plus ou moins considérables.

En outre, saisie fut faite d'un flacon d'Eutropine à la Pharmacie. Et un Expert-Chimiste, commis par le Juge d'Instruction, fut chargé d'en faire l'analyse.

Tel est le résumé très incomplet des préliminaires du procès.

Il est évident déjà que, si le curé et son Eutropine n'en sortent pas amoindris, ce résultat sera pour eux plus flatteur que tous les diplômes et approbations de l'Académie et de la Faculté. Ils auront résisté à la plus difficile des épreuves. La meilleure démonstration sera faite de leur bonté.

Mais est-il possible que, sur des milliers de malades traités par l'abbé Dupuy, il ne se trouve ni un plaignant ni un mécontent? Et, dans des milliers de cas, traités imprudemment par correspondance, comment aurait-il toujours évité toute erreur, toute faute, tout accident, et toujours écrit sans laisser, dans ses lettres, le moindre indice de sa cupidité? On verra bien.

Des commissions rogatoires sont lancées dans

toute la France, et tous les Parquets, chargés de recueillir les plaintes des innombrables témoins dont la saisie a procuré les adresses au Juge d'Instruction.

Cette large instruction ainsi faite avec tant de zèle et d'habileté durera plus de six mois.

Cependant, un mandat de comparution appelle le prévenu au cabinet du Juge d'Instruction. On lève les scellés, et on entreprend le dépouillement de la correspondance saisie.

A la vue et à la lecture de ces lettres, dont beaucoup sont maculées de sang ou tachées par les larmes, et quelques-unes navrantes et dictées par la douleur et le désespoir, le cœur de l'honnête homme et la conscience du bon magistrat se révoltent en M. Rigaud, le Juge d'Instruction.

En proie à une violente émotion, il est forcé de s'écrier : « On ne fait pas des procès comme cela ! » Et, quelques instants après, il ajoute : « Je sais ce que j'ai à faire. »

M. Rigaud ne tarda pas à donner sa démission de Juge d'Instruction.

Il fut remplacé, et l'instruction suivit son cours.

Voici que nous revenons à la « femme morte », non à celle qui, d'après la « *Dépêche* », venait de mourir, le 9 janvier, sa tombe sera éternellement entourée de respect, de silence et d'oubli, mais à la Dame trouvée par le Commissaire spécial et décédée, pour les besoins de la cause, dans la première quinzaine de décembre 1907.

« Grâce, je vous prie, grâce pour cette morte, cria le curé, au nouveau Juge d'Instruction, M. Luro. Cette dame est déjà décédée, le 5 juillet, ne la faites pas remourir en décembre !

« Demandez, et l'on vous dira qu'elle a été soignée, non par moi, mais par les Docteurs F. et V. »

C'est alors que le spectre de la femme que le Curé de Salles-Adour aurait soignée, entre autres, et qui serait « *morte au milieu des plus atroces souffrances* », a cessé pour toujours de hanter le cerveau du Juge d'Instruction et les bureaux de la « *Dépêche* » de Toulouse.

Restaient les commissions rogatoires.

Les résultats furent tout ce qu'il y a de plus désastreux.

Pas un témoin n'eût l'amabilité de se plaindre de l'Eutropine, pas un de l'abbé Dupuy. Impossible d'arracher, à personne, la déclaration d'une rémunération acceptée ou reçue par le Curé de Salles-Adour.

Dans toutes les lettres et dépositions, éloges de l'Eutropine, témoignages de reconnaissance à l'abbé Dupuy, questions nouvelles et encouragements !...

M. Bédouret, docteur en pharmacie, vint à son tour déposer son rapport d'analyse, en sa qualité d'expert-chimiste assermenté.

Nouvelle déception ! L'Eutropine n'est pas plus

homicide que son inventeur. Mais, de ce produit, l'analyse était impossible. L'expert avait bien trouvé des traces de diverses substances inorganiques (peut-être destinées par l'abbé Dupuy à dérouter la Chimie!), mais on ne pouvait rien affirmer de la nature et du nombre des corps d'origine végétale recueillis sous forme de résidu assez considérable, après évaporation des liquides.

Quant à la valeur commerciale de l'Eutropine, en ne tenant compte que des seuls éléments minéraux découverts par l'analyse, M. Bédouret crut devoir, en toute équité, fixer à un franc le prix du flacon de soixante-quinze centilitres. A ce prix, si peu élevé, si l'on ajoutait celui des plantes employées dans la préparation, ainsi que les frais de port et d'emballage, le prix de vente, deux francs par bouteille, était atteint, sinon dépassé. Or, à tous les malades, l'Eutropine avait été expédiée par colis postal, port payé, depuis qu'elle était préparée par un pharmacien, l'abbé Dupuy, trop pauvre, ne pouvant plus la fournir gratuitement, comme au temps où ses clients et ses amis étaient moins nombreux.

Aucun bénéfice ne pouvait donc être réalisé sur la vente de l'Eutropine, soit par le pharmacien, soit par le « charlatan cupide ».

Aussi, n'a-t-on plus osé parler, dès lors, de la cupidité du curé de Salles-Adour.

Que reste-t-il donc de la prévention, après cette série d'effondrements lamentables ? Pas grand'chose : le curé guérissait sans diplôme des malades réputés incurables, abandonnés par leurs médecins, et leur donnait parfois des remèdes, délit médical et délit pharmaceutique.

Le non-lieu paraissait acquis.

Mais l'abbé Dupuy ne se montra pas assez conciliant.

Au contraire, il osa, au mépris de tous les conseils de la prudence, intenter un procès à la « *Dépêche* » de Toulouse, la traduire devant le même Tribunal de Tarbes, qui allait avoir à le juger lui-même, et lui demander réparation de toutes les diffamations accumulées dans son article dénonciateur du 9 janvier 1908 :

Et trembleurs aussitôt de dire au bon curé : « Malheureux, qu'avez-vous fait? Les magistrats eux-mêmes comprennent tout l'odieux des poursuites commencées contre vous et le ridicule des prétextes qui les motivent. On allait certainement les abandonner, vous alliez obtenir une ordonnance de non-lieu. M. Luro n'est certes pas un luron, mais, au fond, il est brave homme et ne consentira pas à se faire, contre vous, l'instrument d'une haine maçonico-préfectorale. Croyez-nous, abandonnez ce malencontreux procès que vous alliez faire à la « *Dépêche* » toute-puissante et qui ne pourrait que mal tourner. »

L'abbé Dupuy n'en fit rien. Il ne voulut pas avoir envoyé en pure perte, le 8 avril 1908, du papier timbré aux Messieurs du journal toulousain.

Ses raisons, les voici :

« Je ne fais, dit-il, que me défendre. Mon honneur et la réputation de l'Eutropine sont en cause.

« Il faut absolument qu'on sache si je suis un charlatan cupide et un dangereux empirique, et si l'Eutropine est un orviétan et un poison.

« Je veux enfin, et avant tout, que la « *Dépêche* » nous dise le nom de cette femme que j'aurais soignée et qui serait « *morte au milieu des plus atroces souffrances.* »

L'abbé Dupuy ayant ainsi brûlé tous ses vaisseaux, le procès entre lui et la « *Dépêche* », allait avoir lieu.

Deux procès au lieu d'un.

Lequel des deux sera jugé le premier ?

Celui de la « *Dépêche* », assignée le 8 avril 1908, est fixé au 24 mai. On attend avec curiosité. Que vont faire les dénonciateurs ? C'est facile à prévoir. La « *Dépêche* », qui n'avait pas cru pouvoir différer d'un jour de signaler, à la justice, l'empirique qui avait soigné la « femme qui venait de mourir au milieu des plus atroces souffrances », mettra le moins d'empressement possible à nous apporter la preuve du forfait et de tous les innombrables méfaits dont elle accuse le « charlatan cupide » et son « orviétan », preuve impatiemment attendue par M. le Procureur Sens-Olive, plus impatiemment encore par le Préfet Coggia, le futur copain de Bolo.

On ne s'étonnera donc pas d'apprendre que la cause, appelée à l'audience du 16 mai 1908, fut fixée par jugement contradictoire au premier août ;

« Qu'à cette dernière audience, la cause fut remise au 31 octobre;

« Qu'à cette dernière audience, elle fut remise au 23 janvier 1909;

« Qu'à cette dernière audience, elle fut remise au 20 février 1909. »

Et le procès du curé de Salles-Adour « *qui a soigné, entre autres, une femme qui vient de mourir au milieu des plus atroces souffrances* », viendra le premier.

Cédant aux brutales exigences de la situation qui lui est faite, le Curé de Salles-Adour fait savoir, à tous ses correspondants, par une circulaire du 15 avril 1908, que toute fabrication d'Eutropine a dû être suspendue.

Il n'est point découragé par cette épreuve, leur dit-il; il se sent fort et ne craint rien.

Mais il est profondément affligé à la pensée que ses chers malades vont être les seules victimes du procès.

PROCÈS DE L'EUTROPINE

Le Parquet de Tarbes avait fait, pendant six mois, toutes les recherches et diligences possibles dans le but de recueillir, dans toute la France, des charges contre le curé-guérisseur, et la « *Dépêche* » n'avait pas dormi tout le temps, lorsque l'abbé Dupuy fut renvoyé, par ordonnance du Juge d'Instruction, devant le Tribunal Correctionnel de Tarbes, prévenu d'avoir :

« Premièrement :

« Pris part, habituellement ou par direction suivie, au traitement des maladies ou des affections chirurgicales, hors le cas d'urgence avérée, et, ce, sans être muni d'un diplôme de médecin ou de chirurgien et sans être dans les conditions requises par les lois et règlements qui régissent l'exercice légal de la médecine.

« Deuxièmement :

« Préparé, vendu, débité ou distribué des drogues ou préparations médicamenteuses, et, ce, sans avoir été reçu pharmacien suivant les formes voulues par la loi.

« Troisièmement :

« Par annonces imprimées, fait connaître un remède secret. »

Ainsi sont conçus l'ordonnance du Juge d'Instruction et le Réquisitoire Définitif, quand le Curé de Salles-Adour est cité à comparaître devant le Tribunal Correctionnel de Tarbes, à l'audience du 13 août 1908.

De la « *femme morte au milieu des plus atroces souffrances* », de la cupidité, du charlatanisme et de l'ignorance de l'empirique, il n'est plus question, ni même du dangereux « orviétan. »

Toute la prévention se réduit à ce fait, connu de tous et jamais contesté par l'abbé Dupuy :

Celui-ci a soigné, soulagé et guéri des cancéreux avec un remède de son invention, sans être muni d'un diplôme de médecin ni avoir été reçu pharmacien.

C'est déjà le triomphe de l'Eutropine.

Personne, en France, n'a pu contester la parfaite innocuité de ce remède. Et son efficacité résulte de plusieurs milliers de documents que le Parquet lui-même a saisis et qui seront entre les mains des juges.

C'est pourquoi l'abbé Dupuy, poursuivi pour avoir fait mourir, « *au milieu des plus atroces souffrances* », une femme, atteinte de cancer, sera condamné pour avoir guéri trop de cancéreux incurables.

En effet, ce sont les premiers cancéreux guéris par l'Eutropine que le Parquet fait citer comme témoins à charge. Et voici toute son argumentation contre le prévenu :

« Vous reconnaissez les avoir guéris. Donc, vous les avez soignés, et vous avez exercé illégalement la médecine, étant dépourvu de tout diplôme de médecin.

« Vous vous êtes servi d'un remède préparé par vous, votre Eutropine, et vous avez livré, expédié, donné ou vendu ce produit aux malades, sans avoir été reçu pharmacien.

« Donc, vous avez commis le délit d'exercice illégal de la pharmacie. »

Dans son Mémoire en Défense et dans ses conclusions d'audience, l'abbé Dupuy démontre qu'il n'a exercé illégalement ni la médecine ni la pharmacie.

« Pour les médecins diplômés », dit-il, « le cancer est une maladie incurable ! » — Et il le prouve par les aveux et déclarations formelles des plus illustres médecins et chirurgiens.

« Or, je suis poursuivi pour avoir soulagé et guéri des malades atteints de cancer, maladie incurable rendue plus incurable encore, le plus souvent, par les traitements des médecins diplômés, lesquels n'avaient servi qu'à mettre le mal en voie de généralisation rapide et funeste.

« Et pourtant la loi de 1892, qu'on prétend m'appliquer, excepte, de la prohibition d'exercer la médecine, tous les soins médicaux donnés dans des cas d'urgence avérée.

« Cependant, en présence de malheureux qu'aucun médecin ne pouvait plus ni guérir ni soulager autrement qu'en les empoisonnant avec la morphine, n'y avait-il pas, pour moi, extrême urgence et rigoureuse obligation de les soulager, puisque seul je possédais le moyen de les soulager et de les guérir !

« Je n'ai donc pas exercé illégalement la médecine.

« Et, comme je ne pouvais ainsi soulager et guérir, sans mon remède, j'avais tout droit, dans des cas d'urgence, de préparer, de distribuer et de donner l'Eutropine, que je n'ai jamais vendue, et qui n'a été vendue que par le pharmacien.

« Je n'ai donc pas exercé illégalement la pharmacie. »

Mais, à cette même audience du 13 août 1908, le Tribunal de Tarbes rendit le jugement attendu par le préfet Coggia et par la « *Dépêche* » de Toulouse et condamna l'abbé Dupuy à 500 fr. d'amende.

Le Remède et le Guérisseur

devant la Cour de Pau

Appel fut immédiatement interjeté, de ce jugement, par l'abbé Dupuy.

Il comparut devant la Cour de Pau, le dix-neuf décembre mil neuf cent huit.

Ce jour-là, le prévenu fut interrogé seulement au point de vue de l'identité, et la continuation de la cause fut renvoyée à l'audience du seize janvier mil neuf cent neuf.

Présents à l'audience : MM. Magescas, Président, Chevalier de la Légion d'Honneur; Aylies, Dupuy, Correch et Jouglard, Conseillers; et M. Osmond de Courtisigny, Avocat Général.

Le Président donne la parole à M. Correch, Conseiller, qui lit un rapport très long, très complet et très impartial, commençant par l'article de la « *Dépêche* » du 9 janvier 1908.

Le Prévenu est ensuite interrogé.

Le Président. — Reconnaissez-vous les faits énoncés dans ce rapport?

Le Prévenu. — Oui, les faits sont assez exactement rapportés.

Le Président. — Vous avez la parole. Avez-vous quelque observation à faire?

Le Prévenu. — Je me bornerai à une simple déclaration.

Les malades qu'on me reproche d'avoir soignés étaient tous de ceux qui avaient été reconnus incurables par les docteurs, impuissants à les guérir et même à les soulager.

Chaque fois que les circonstances me mettaient en présence de quelqu'un de ces infortunés, sans jamais me préoccuper de la question de légalité, j'ai fait, je l'avoue, ce que ma conscience m'imposait comme un devoir d'humanité. Et j'ai exercé la médecine, sans diplôme, en faveur des malades qui n'avaient plus d'autres médecins que moi ni d'autres remèdes que le mien.

Cela dit, je laisse, à mon défenseur, le soin de traiter la question de savoir si j'en avais le droit.

Le Président. — La parole est à Me Lapèze.

L'éminent avocat, du barreau de Tarbes, sachant que la valeur thérapeutique de l'*Eutropine* est restée au-dessus de toute discussion, ne perdra pas son temps à vanter la découverte de l'abbé Dupuy. Mais, dans une plaidoirie très habile et des plus brillantes, il fait la plus intéressante réponse aux injures de la « *Dépêche* » et montre clairement de quel côté sont l'ignorance et le charlatanisme.

Résumant la vie du vieux curé, son client, il rappelle qu'il était déjà professeur de sciences à Bagnères, en 1869, aimé et apprécié des médecins, parce qu'il aimait l'étude et les malades.

Il prend ensuite, dans le volumineux dossier, des

poignées de lettres de médecins et de savants adressées à l'abbé Dupuy. Et il les lit ou les fait remettre à la Cour pour dire éloquemment, aux Juges, quelles amitiés le Curé de Salles-Adour a l'honneur de compter aujourd'hui parmi les hommes de science et les meilleurs membres du Corps Médical.

« Nous avons encore d'autres lettres aussi intéressantes, dit-il, beaucoup de lettres, des monceaux de lettres. Mais notre démonstration est faite. »

Abordant la question de savoir si la loi de 1892 est applicable à l'abbé Dupuy, il établit, par le témoignage des savants les plus autorisés, que le cancer est encore, pour la Faculté, un mal inguérissable.

Et il en conclut logiquement que tout cas de cancer est, par cela même, un cas d'urgence permanent et que forcément la Jurisprudence doit s'inspirer de cette considération dans l'application de la loi de 1892.

A ceux qui nieraient cette urgence, Me Lapèze demandera :

« Etait-il plus urgent d'interrompre toutes communications entre l'abbé Dupuy et les pauvres malades qui allaient être guéris par ses soins et avec son remède, en saisissant leurs lettres et en les empêchant de se procurer l'*Eutropine ?* »

« Et quelle loi peut donner le droit de les replonger dans le désespoir et l'atroce souffrance? de les condamner à la mort la plus horrible ? »

Il espère que la Cour voudra bien, par un arrêt conforme à la justice et à l'humanité, acquitter purement et simplement l'abbé Dupuy.

Il n'a plus, en attendant le Réquisitoire du Ministère public, qu'à remettre, à la Cour, les documents qu'il a lus et ceux auxquels il a dû faire allusion.

RÉQUISITOIRE

« Je me fais un devoir, dit l'Avocat Général, de « commencer par rendre hommage à la parfaite « honorabilité du prévenu et de reconnaître que, si « l'abbé Dupuy a fait de la médecine, c'est avec un « succès incontestable et un parfait désintéressement.

« Il ne m'arrivera donc pas, dans ce que j'ai à dire, « de prononcer la moindre parole désobligeante.

« Il y a cependant entre la Défense et Nous, une « question, une seule question, il est vrai, mais il y « a une question, celle de savoir si l'abbé Dupuy « n'a pas guéri illégalement. »

L'Avocat Général discute abondamment cette question et conclut au maintien de la condamnation.

Et Me Lapèze répond, à chacun des arguments du Ministère Public, par une vigoureuse et pertinente réplique.

La Cour renvoie le prononcé de son arrêt à l'audience du vingt-trois janvier mil neuf cent neuf.

Arrêt du 23 Janvier 1909

Attendu que l'appel interjeté par le prévenu est régulier en la forme ;

AU FOND :

Attendu que Dupuy a été renvoyé devant le Tribunal Correctionnel de Tarbes par ordonnance du Juge d'Instruction de cet arrondissement, comme prévenu d'avoir :

Premièrement :

Pris part, habituellement ou par direction suivie, au traitement des maladies ou des affections chirurgicales, hors le cas d'urgence avérée et, ce, sans être muni d'un diplôme de médecin ou de chirurgien et sans être dans les conditions requises par les lois et règlements qui régissent l'exercice légal de la médecine ;

Deuxièmement :

Préparé, vendu, débité ou distribué des drogues ou préparations médicamenteuses, et ce, sans avoir été reçu pharmacien suivant les formes voulues par la loi ;

Troisièmement :

Par annonces imprimées, fait connaître un remède secret.

Paragraphe premier : Sur le premier chef de la prévention :

Attendu qu'il est résulté de l'information et des débats, qu'à diverses reprises, depuis un temps non prescrit, Dupuy a reçu chez lui des personnes atteintes ou se croyant atteintes d'affection de nature cancéreuse ;

Qu'il les a examinées une ou plusieurs fois et leur a prescrit un traitement dont il a suivi les effets ;

Qu'il a agi ainsi notamment à l'égard de la Veuve V... (1), de Bord... ; de la Dame C... (2), de C... ; de la Dame D... (3) de S..., et de la Dame V... (4) de H... ;

Qu'il est également établi que, dans le même temps, il a par correspondance, indiqué à plusieurs personnes, notamment à la belle-mère du sieur B... et à la veuve du sieur A... le traitement à suivre pour assurer leur guérison en précisant le mode d'emploi du remède prescrit ;

Qu'il est constant, enfin, qu'au mois de décembre mil neuf cent sept, il s'est transporté à Auch pour y voir une personne malade, qu'il l'a examinée, a indiqué le traitement à suivre et, quelques jours plus tard, a écrit pour demander le résultat du traitement ;

Attendu que, Dupuy n'étant muni d'aucun diplôme de médecin, ces faits constituent à sa charge, le délit

---

(1) La dame V..., le premier pansement fait par l'abbé Dupuy, fut envoyée à B..., où sur la demande du curé de Salles-Adour, un médecin devait la soigner gratuitement.

(2) Malade guérie par l'Eutropine.

(3) Malade guérie par l'Eutropine.

(4) Malade guérie par l'Eutropine.

d'exercice illégal de la médecine, caractérisé par la réitération d'actes dénotant, chez leur auteur, l'habitude qui les rend punissables ;

Attendu qu'il ne saurait prétendre, pour se justifier, qu'il n'a agi que dans des cas d'urgence ;

Attendu en effet, que l'urgence n'existe que lorsqu'on ne peut, sans danger sérieux pour le malade, attendre l'arrivée du médecin ;

Qu'il y a donc lieu de confirmer, sur ce point, la décision des premiers juges et de maintenir l'amende de cinq cents francs à laquelle a été condamné le prévenu, cette amende ne pouvant être mitigée ;

Attendu, toutefois, qu'il y a lieu de tenir compte de la parfaite honorabilité de Dupuy, de considérer qu'il a agi par humanité et sans aucun esprit de lucre, que c'est donc le cas de le faire bénéficier des dispositions bienveillantes de la loi du vingt-six mars mil huit cent quatre-vingt-onze ;

. . . .

Maintient la condamnation en *cinq cents francs d'amende* prononcée contre lui.

Dit, toutefois, qu'il sera sursis pendant cinq ans à l'exécution de la peine.

OBSERVATIONS

Ce procès de l'*Eutropine* a démontré, qu'à l'époque où le cancer était encore considéré comme un mal inguérissable, l'abbé Dupuy traitait déjà, avec un remède de son invention, un grand nombre de « personnes atteintes ou se croyant atteintes d'affec« tions de nature cancéreuse. »

Les dénonciateurs avaient dit : « Les cancéreux « vont chez lui et, tous les jours, il expédie des « caisses de son orviétan dans une des gares situées « entre Tarbes et Bagnères. »

Et le Parquet de Tarbes, lors de la perquisition opérée au presbytère de Salles-Adour, avait saisi plus de 4.000 lettres ou télégrammes relatifs au traitement de malades atteints ou se croyant atteints de cancer.

La Justice a mis six mois à les interroger, dans toute la France, et à recueillir leurs dépositions.

Mais toutes leurs dépositions ont été favorables à l'*Eutropine* et empreintes de reconnaissance à l'égard de l'inventeur.

Et ce résultat de la longue et sévère enquête lui valut le plaisir et l'honneur de recevoir, de la part de plusieurs membres des plus honorables et des plus distingués du Corps Médical, des lettres de félicitation dont la Cour de Pau ne devait pas méconnaître la valeur, à l'audience du 16 janvier 1909.

A cette même audience, M. l'Avocat Général, Osmont de Courtisigny, reconnut loyalement que les résultats de l'enquête ne permettaient plus de douter de la valeur curative de l'*Eutropine*, remède anti-cancéreux.

C'est pourquoi son réquisitoire fut précédé de cette déclaration :

« **Je me fais un devoir de rendre hommage à la**
« **parfaite honorabilité du prévenu et de recon-**
« **naître que, si l'abbé Dupuy a fait de la médecine,**
« **c'est avec un succès incontestable et un parfait**
« **désintéressement, etc.** »

Et la Cour, dans son arrêt du 23 janvier 1909, admet aussi que l'efficacité et l'innocuité de l'*Eutropine* restent au-dessus de toute discussion : elle ne daigne même pas faire la moindre allusion aux reproches de ceux qui avaient entrepris de la faire passer pour un orviétan.

Et elle déclare « **que l'abbé Dupuy a toujours**
« **agi par humanité et sans aucun esprit de**
« **lucre.** »

Voilà la chose jugée et bien jugée.

L'Académie de Médecine n'aura pas, j'espère, la ridicule outrecuidance de se constituer en Cour de Cassation pour venir dire que la Cour de Pau s'est trompée.

Que dira M. Hartmann?

Les médecins, chez qui ne font pas défaut l'honnêteté scientifique, l'intégrité professionnelle et l'amour de la vérité, diront, comme leur éminent confrère, M. Henry Duprat : « Au moment où, non « seulement les malades, mais encore les médecins « les plus autorisés, reconnaissent qu'on ne peut « pas ne pas être frappé par le nombre des succès « de l'*Eutropine*, ces succès reçoivent la plus haute « consécration officielle de l'enquête judiciaire qui « a dû les accepter et les respecter. »

Mais les autres sont les plus nombreux, sans parler des chirurgiens.

Le document qui suit fera comprendre pourquoi ils conseillent et emploient le Radium, l'Electricité et le Bistouri en déconseillant l'*Eutropine*.

UN SCANDALE EN AUTRICHE

Emouvantes révélations d'un célèbre chirurgien viennois

Le professeur Hochenegg dénonce officiellement le trafic des pots-de-vin et des opérations chères devenu un usage courant en Autriche :

Vienne, 16 janvier 1924.

Le docteur Hochenegg, chirurgien de grande renommée, professeur à l'Université de Vienne, a ouvert un de ses cours par une allocution destinée à la publicité, et qui a produit une émotion profonde, non seulement dans le monde médical, mais surtout dans les diverses classes de la population.

Le professeur Hochenegg révèle qu'il s'est introduit dans le corps médical viennois des habitudes d'avidité dont le dérèglement transgresse toute mesure et tous scrupules de moralité. On pousse aux interventions chirurgicales dispendieuses des spécialistes les plus exigeants; les médecins se font leurs pourvoyeurs et les spécialistes partagent avec les médecins.

Ces pratiques deshonnêtes se sont généralisées, dit le professeur Hochenegg, « depuis l'effondrement moral d'après-guerre dont la principale manifestation est la chasse à l'argent recherché de toutes les manières possibles. ».....

« Il arrive continuellement aujourd'hui qu'un patient qui a besoin du traitement d'un spécialiste est amené entre les mains d'un spécialiste qui paye une forte commission à l'entremetteur. Dans ces cas, la capacité plus ou moins méritante du spécialiste n'est qu'un élément secondaire : le choix est déterminé par le chiffre de la commission espérée pour l'entremise.

« Le dommage financier supporté par le malade consiste en ceci : d'abord, le spécialiste qui paye au courtier, c'est-à-dire au médecin, une commission qui va jusqu'à 50 pour 100, élève proportionnellement ses honoraires au-dessus du prix qu'il exigerait s'il ne payait pas de commission; ensuite, l'entremetteur, autrement dit le médecin du malade, dissimule naturellement à son client l'arrangement secret qu'il a avec le spécialiste ; en conséquence, il lui compte, à part ses visites, la consultation avec le confrère, sa présence à l'opération, les soins consécutifs à l'opération. ».....

« Une guerre d'intrigue est menée avec acharnement contre les chirurgiens qui éconduisent les courtiers et qui répudient le système des commissions ; ceux-là gâtent le métier et font de la concurrence déloyale. »

C'est la première fois que la démoralisation du corps médical viennois est dénoncée publiquement. Mais, même avant « l'effondrement moral » qui a suivi la guerre, on savait tout ce que le professeur signale et bien d'autres choses encore.

Il arriva, par exemple, qu'un groupe de médecins put terroriser Vienne par l'annonce d'une épidémie mortelle dont le traitement préventif était le vaccin. Un million et demi de personnes furent vaccinées à raison de 3, 5, 10 et 20 francs, selon les bourses ; le corps médical moissonna plus de dix millions en quinze jours. Cependant, l'office municipal d'hygiène constata, après enquêtes, que l'épidémie n'avait pas existé.

Une autre fois, huit jours avant l'ouverture d'un Congrès international de Médecine, le président, professeur à l'Université de Vienne, résigna brusquement la présidence et sa chaire de professeur et fila à Francfort, sa ville natale. Qu'était-il advenu? Le fisc avait enregistré les déclarations du professeur sur ses gains et honoraires annuels; d'autre part, en recueillant celles d'une usine à produits pharmaceutiques, il avait relevé les copieuses annuités que cette fabrique payait au professeur pour attestations de l'excellence curative des dits produits. Menacé de poursuites pour dissimulation fiscale, le savant homme disparut. Chacun savait que tout patient suffisamment aisé s'entendait avertir par son médecin de l'impossibilité du traitement à domicile : pour le moindre malaise, il fallait le Sanatorium, le Sanatorium à 50 fr. par jour, sans compter le coton hydrophile, la gardienne et le reste; commission! Plus les honoraires du médecin qui retrouvait son malade au Sanatorium. Chacun savait aussi que la plupart des médecins faisaient durer les maladies et que, si le patient était affecté de deux incommodités à la fois, le médecin procédait comme pour la lecture d'un ouvrage en deux volumes et ne passait au tome II qu'après achèvement du tome I. Les exceptions étaient rares dans cette corporation enjuivée totalement et de telle manière que, comme dans tout enjuivement, le chrétien valait juste ce que valait le juif. Il en était ainsi avant « l'effondrement d'après-guerre. »

L'honorable et méritant Hochenegg n'a donc pas découvert une plaie nouvelle, mais seulement l'infection plus intense d'une gangrène déjà ancienne. Mais le fait d'un médecin élevant la voix pour flétrir publiquement ces choses est tellement nouveau, que l'impression d'horreur et d'étonnement est générale et aussi émue que si personne ne s'était douté de ces ignominies.

(Gallus Viator, *Libre Parole,* 20-1-24).

Procès de la « Dépêche »

Après tous les renvois habilement demandés et obtenus, la « *Dépêche* », assignée le 8 avril 1908, comparut enfin, le 20 février 1909, devant le Tribunal de Tarbes.

La Justice ne va pas toujours d'un pas précipité, elle sait marcher, quand il le faut, comme il convient à une grande dame, avec une noble lenteur et une sereine patience.

La curiosité ne sera que plus grande d'entendre l'habile avocat de la défense dire son fait à ce petit curé de campagne, déjà condamné, par la Cour de Pau, à cinq cents francs d'amende, pour avoir guéri illégalement un grand nombre de cancéreux.

Hé bien ! non. Me Deyres sera modeste et conciliant.

Non, dira-t-il, le journal n'a pas voulu désigner l'abbé Dupuy, puisqu'il ne l'a pas nommé. Il l'aurait tout de suite nommé, s'il avait voulu le désigner.

L'eût-il désigné, cela ne porte aucun préjudice à l'abbé Dupuy. C'est une réclame gratuite dont il ne peut que tirer un gros bénéfice.

En outre, l'article 35 de la loi du 29 juillet 1881, est applicable dans l'espèce.

L'abbé Dupuy ayant été condamné pour exercice illégal de la médecine, après dénonciation de la « *Dépêche* », cette condamnation doit servir d'excuse à l'article incriminé...

Pour un maître homme, comme Me Deyres, ce n'est pas plus difficile. Que le ratichon se débrouille !

Mais la défense était trop simple et ne pouvait être prise au sérieux que par les simples.

Me Lapèze a vite fait observer, à son contradicteur, qu'il oublie les termes de l'assignation et qu'il plaide à côté du procès.

L'abbé Dupuy ne se plaint pas d'être accusé d'exercer la médecine sans diplôme, ce que tout le monde sait, puisqu'il s'en vante. Mais il a été traité, par la « *Dépêche* », de marchand d'orviétan, de charlatan cupide, et il a été accusé d'avoir fait « mourir une femme au milieu des plus atroces souffrances. »

Me Deyres, reste muet derrière le rempart, plus qu'à demi écroulé, de l'article 35 de la loi du 29 juillet 1881.

Jugement du 27 Février 1909

Dans l'esprit des jeunes lecteurs, l'affaire est déjà instruite, entendue, jugée. Qu'ils me permettent de dire qu'ils vont trop vite. N'ayant pas eu des procès, ils ignorent les surprises juridiques.

L'affaire est mise en délibéré. Et, **le 27 février 1909, le Tribunal de Tarbes rendra un jugement qui « relaxe les prévenus et condamne la partie civile aux dépens. »**

A la lecture de ce jugement, les braves gens deviennent tous pessimistes. Ils plaignent le pauvre curé et déplorent son obstination à exiger la justification ou la réparation des diffamations de la « *Dépêche.* »

Ils croient moins que jamais à l'indépendance des juges vis-à-vis du journal tout-puissant.

C'est conformément aux conclusions du Ministère Public que la « *Dépêche* » a été acquittée. C'est dire que l'abbé Dupuy a contre lui le Parquet et la « *Dépêche.* »

Il ne se hâte pas moins d'interjeter appel, à l'instant même. Et le procès sera jugé finalement par la Cour de Pau.

L'abbé Dupuy contre la " Dépêche "

devant la Cour de Pau

Audience du 11 Décembre 1909.

Le cadre trop étroit de ce petit livre n'a pas permis de reproduire, à cette place, la belle et brillante plaidoirie de Me Lapèze, pour l'abbé Dupuy, et la pénible défense de la « *Dépêche* » par Me Deyres.

Gaston Lamaignère et tous les principaux membres du barreau de Pau assistaient à l'audience. On les vit s'empresser d'entourer Me Lapèze et de lui prodiguer les plus chaleureuses et aimables félicitations.

Arrêt de la Cour de Pau

(11 Décembre 1909).

« La Cour :

« Disant droit de l'appel et statuant sur les seuls intérêts civils ;

« Réformant le jugement rendu, le 27 février 1909, par le Tribunal de Tarbes, dit que Pouzols et Cariven ont, dans le numéro de la « *Dépêche* » de

Toulouse, portant la date du 9 janvier 1908, et dans un temps non couvert par la prescription, commis, à l'encontre de la partie civile, le premier, comme auteur principal, et le second comme complice, les délits de diffamation et d'injures publiques;

« En réparation de quoi, ordonne la publication, aux frais des défendeurs, des motifs du présent arrêt dans le numéro du journal la « *Dépêche* » qui suivra la signification à parties, etc. »

Ce nouvel arrêt de la Cour de Pau complète celui du 23 janvier 1909.

On remarquera combien humble fut l'attitude des Détracteurs devant la Justice.

Traitement du Cancer

A la fin du dernier siècle, le cancer était encore considéré comme une maladie inguérissable.

Aujourd'hui, dans le monde de la Médecine Officielle, on discute la question de savoir si l'on peut guérir le cancer.

Et la conclusion des discussions les plus savantes est qu'on le peut, en le soignant dès le début.

C'est une vérité. Mais c'est aussi l'aveu que la Faculté est impuissante en présence d'un cancer confirmé et tant soit peu profond. Ici, presque toutes les fois, après la guérison annoncée et célébrée, c'est la récidive, c'est-à-dire la fin d'une illusion, puisque la récidive n'est que la continuation du mal.

Et l'emploi du radium n'y change rien. C'est la déception pour tous, sauf pour ceux qu'il enrichit.

— « Alors, vous ne croyez donc pas aux guérisons par le radium », me direz-vous?

— Les radium-thérapeutes y croient-ils eux-mêmes?

Quand vous leur demandez quels cancers ils ont guéris, ils répondent :

« A Paris, l'Hôtel-Dieu, les hôpitaux Tenon, Necker, Beaujon, St-Antoine et St-Michel, la Clinique « Chirurgicale du professeur Gosset, le Dispensaire « de la Fondation Curie, sont aujourd'hui pourvus « de radium et d'appareils de radiothérapie du dernier modèle. »

« Lyon, Bordeaux, Strasbourg, Toulon et « Montpellier possèdent, aujourd'hui, un centre de « traitement. D'autres sont en préparation dans la « plupart des grandes villes de France. »

« Nous possédons du radium en abondance. Nous « travaillons, nous agissons, notre appel est « entendu. Les capitaux affluent! »

Soit. Mais quels cancers ont-ils guéris?

L'*Eutropine* guérit le cancer. Cette vérité a déjà été démontrée et reconnue, par deux Arrêts de la Cour de Pau, incontestable.

Cela fait, qu'en matière de thérapeutique du cancer, ma compétence est établie et que mon témoignage vaut bien, pour le lecteur intelligent, celui de n'importe quel savant, puisque j'ai traité des cancéreux, par milliers, et que j'ai « agi par huma« nité, sans aucun esprit de lucre. »

Je pourrais donc me borner à faire cette déclaration : l'*Eutropine* a procuré la guérison dans plus de mille cas de cancer où le radium a été ou aurait été désastreux.

Mais, n'étant pas pourvu du précieux parchemin qui confère la dispense de savoir, le permis de tuer et le droit de mentir, j'ai appris à me méfier des adversaires de l'*Eutropine*. Je sais avec quel mépris ces pharisiens de la Science traitent tous ceux qui ne sont pas de leur synagogue. « *Non est alius* « *præter nos*, il n'y a que nous », disent-ils.

Il ne sera donc pas inutile d'apporter, ici, le témoignage de quelques faits des plus incontestables.

Résultats obtenus par de pauvres malades se traitant eux-mêmes, sans clinique, sans instruments ou appareils spéciaux, sans médecins, sans infirmiers, sans subventions, sans protections autres que celle de Dieu, avec la seule *Eutropine*.

CANCER DE L'ŒIL

Par lettre du 13 décembre 1907, M. l'abbé P..., curé de Guéréland (Sarthe), m'exposait le cas suivant : une femme de 49 ans, sa paroissienne, atteinte de cancer de l'œil gauche :

« Traitements déjà suivis :

« Electricité pendant un mois. »

« Première opération : ablation de l'œil. »

« Deuxième opération, il y a un an, pour enlever « au fond de la cavité, des excroissances qui s'y « formaient. »

« Troisième opération, il y a six mois, pour la « même cause et dans le même but. »

« Quatrième opération, il y a trois semaines, pour « enlever une excroissance sur la paupière. »

« Depuis ce temps, violentes douleurs de tête, « sommeil très rare, très agité, alimentation de plus « en plus difficile et insuffisante. »

« En résumé, il s'agit d'une tumeur de l'œil récidivée, malgré l'ablation de cet organe et déjà « évoluant vers le cerveau. »

« G..., 25 janvier 1908. »

« Il s'agit, je vous le rappelle, d'un cancer de « l'œil. L'organe ayant été enlevé, il y a trois ans, « le mal a récidivé ; il a même gagné le cerveau. »

« Depuis les injections du remède dans la cavité

« oculaire, plusieurs fois par jour, il y a amélio-
« ration. La malade dort un peu, mange avec
« meilleur appétit et suffisamment. Elle, qui gardait
« presque constamment le lit, se lève maintenant,
« chaque jour. Elle sort même, chaque jour, quand
« il ne fait pas trop froid. »

« Je commence à reprendre espoir, etc. »

Cet espoir ne fut pas trompé. Il y eut guérison. Et ce cas a été examiné par la Cour de Pau, pendant mon procès, ce qui me dispense de reproduire tout le dossier.

Un cas semblable a été traité avec le même succès, celui de M. T..., de St-M... (Gers).

CANCER DE LA PAUPIÈRE

« N... (Basses-Pyrénées),
le 16 novembre 1917.

« Monsieur l'abbé Dupuy,

« Je suis le traitement par bains (6 par jour) de ma tumeur sous l'œil gauche, depuis 15 jours. Le mal paraît diminuer, mais il se produit, tout autour, une croûte noire, une matière jaune. Dois-je me préoccuper de cela ?

« Je compte sur votre amabilité pour me donner conseil, etc. »

Mon conseil fut qu'il fallait faire un traitement intensif sans discontinuer.

« *N..., 30 janvier 1918.*

« *Monsieur l'abbé Dupuy,*

« *Votre excellent remède, que vous m'avez fait fournir par votre Docteur, m'a parfaitement guéri.*

« *Il est arrivé ce que vous aviez prédit : mon mal est tombé en séchant et la peau s'est refaite partout.*

« *J'ai, par prudence, continué le traitement quelques jours de plus après ma guérison.*

« *Je vous remercie, Monsieur l'Abbé, de m'avoir bien conseillé. Et je suis heureux d'avoir suivi hardiment vos conseils, etc.*

E. B.

Plusieurs docteurs sont, ici, témoins.

Cancer près du nez, sous l'œil gauche

« *Genève, le 16 juin 1912.*

« *Monsieur le Curé,*

« *Après avoir lu et fait lire à mon Docteur votre intéressante brochure, je décidai, sur son conseil, d'entreprendre la guérison d'une petite plaie située près du nez, sous l'œil gauche, qu'il nomme épithélioma.*

*« Je demandai donc, à M. le Docteur G..., l'envoi de quatre litres d'*Eutropine*, en lui donnant les renseignements nécessaires. Or, voilà un mois que je suis ponctuellement, jour et nuit, les indications du mode d'emploi, sans résultat consolant. La première semaine, j'ai beaucoup souffert pour cause d'inflammation. Cette plaie d'à peine deux centimètres, qui était plutôt sèche et indolente, s'est creusée, élargie et enflammée. — Un peu étonnée, j'ai écrit ces effets à votre Docteur et suivi son conseil de continuer quand même. Mais les nouveaux quinze jours, qui forment un long mois de traitement, n'ont accusé aucun changement; mon Docteur, désolé, ne constate aucun indice pouvant donner espoir. Je dis* désolé, *parce que M. le Docteur J..., un des meilleurs et des plus catholiques médecins de G..., était enthousiasmé de votre découverte et attendait impatiemment ma guérison pour entreprendre d'autres cas.*

« Veuillez agréer, etc.

« Comtesse de B... »

Mais voici bien une autre lettre de la même :

« G..., 7 août 1912.

« Monsieur le Curé,

« Je viens satisfaire votre bienveillant désir en m'empressant de vous apprendre la guérison de

mon épithélioma par votre précieux remède, l'Eutropine.

« *Cette guérison d'un mal datant de près de vingt ans, souvent aggravé par des brûlures et autres remèdes essayés, a été longue, pénible, difficile à obtenir. Et, comme vous le laissait voir ma lettre précédente, mon courage était faible pour de nouveaux essais. J'étais même tentée d'abandonner l'Eutropine, après un mois de son emploi régulier sans voir la moindre amélioration. Mais vos bons encouragements m'ayant fait persister, j'ai enfin le succès. Mon Docteur, qui reculait ses vacances pour voir si cure il y aurait, vient de partir émerveillé du résultat, après avoir constaté ma réelle guérison.*

« *J'avais commencé le traitement le 16 mai, et la plaie n'est devenue insensible, cicatrisée, que vers le premier de ce mois d'août. Donc, deux longs mois et demi !*

« *J'ai toujours et dès le principe, usé du remède comme l'indique le mode d'emploi; exagérant même les pansements jour et nuit. Un petit flacon d'Eutropine était maintenu dans l'eau fraîche pour l'usage continuel, la provision séjournait à la cave.*

« *J'ai donné un certain nombre de bains, pourtant rendus très difficiles par la situation et la sensibilité de la plaie. La cuisson et l'inflammation que me causait, à l'œil et à la joue, la permanence du liquide, est ce qui m'a fait le plus souffrir dans le traitement. Mais combien c'était moins doulou reux que les pointes de feu supportées précédemment !*

« *Je ne puis, Monsieur le Curé, vous exprimer assez ma reconnaissance.*

« *Mon ami, M. le Docteur J..., se promet de recourir à l'*Eutropine *pour tous ses futurs clients cancéreux. Il a cité ma guérison à M. le Docteur D..., homéopathe, qui, ayant en ce moment un cas semblable au mien, hésitait à essayer votre découverte.*

« *Ce m'est un bonheur de penser que je vais servir d'exemple, ici, pour sa propagation.*

« *Veuillez agréer, etc.*

« *Comtesse de B...* »

CANCER DE L'OREILLE

M. C..., de P... (Basses-Pyrénées), un jour qu'il chassait dans les bois, fut piqué, à l'oreille, par une épine d'églantier. La blessure, insignifiante, fut vite oubliée. Mais, quelques jours plus tard, il s'y forma une petite tumeur qui n'inspira d'abord aucune crainte. Quand cette tumeur se fut développée et eut acquis le volume d'une petite noisette, un chirurgien, le docteur Bordenave, de Pau, dit à M. C... qui le consultait : C'est un mal qu'il faut opérer sans tarder. L'opération eut lieu, mais elle fut suivie de prompte récidive. Deux autres opérations eurent lieu sans plus de succès.

C'est alors que le blessé, déjà privé des deux tiers du pavillon de l'oreille et toujours porteur du cancer, eut l'idée de recourir à l'*Eutropine*, qui l'a guéri, employée à l'aide de compresses et de tampons bien imbibés et souvent renouvelés.

Des cas semblables ont été rencontrés fréquemment. Et l'expérience a démontré que l'*Eutropine* en a facilement raison. On le comprendra mieux après avoir constaté qu'elle guérit des cancers incomparablement plus graves et plus mal situés.

CANCER DU NEZ

Le traitement n'offre aucune difficulté pratique. Comme dans tous les cancers extérieurs, il est facile d'obtenir un contact prolongé du mal avec le remède. Bains, quand ils sont possibles à pratiquer, compresses assez souvent renouvelées et, quand la situation du mal l'exige, tamponnement alternatif des narines.

CANCER DE LA BOUCHE

A N... (Basses-Pyrénées), P. S... était affligé, depuis longtemps, d'un cancer atteignant toute la langue, le pilier gauche du palais et une partie du palais. Tous les nombreux docteurs consultés avaient déclaré le mal inopérable et absolument inguérissable. L'*Eutropine* fut appliquée. Voici comment P. S... procéda : pour empêcher le mal, qui gênait déjà beaucoup la parole et la déglutition, de descendre plus profondément dans la gorge, il faisait, plusieurs fois le jour, des gargarismes prolongés. Et, dans l'intervalle des gargarismes, il gardait habituellement, dans la bouche, un tampon de toile assez souvent imbibé d'*Eutropine* fraîche, une vraie *chique* à l'*Eutropine*. La bouche en devint toute noire. Mais, le 13 mars 1913, P. S... était parfaitement et définitivement guéri.

Autre exemple :

Le cas est celui d'un ingénieur belge, chez qui les docteurs n'avaient pu arrêter les progrès d'un cancer de la base de la langue et du larynx. La respiration devenant de plus en plus difficile, on avait dû pratiquer la trachéotomie. Et c'est grâce à cette circonstance que l'*Eutropine* a pu le sauver.

Plusieurs fois par jour, son docteur lui tamponnait la gorge avec du coton bien imbibé d'*Eutropine* et souvent renouvelé.

Autre exemple :

Il y a plus de 12 ans que le cas suivant m'a été soumis :

Un officier était en traitement à l'hôpital de Vincennes pour une périostite du maxillaire inférieur gauche. Mais aucune amélioration ne se produisait. Et bientôt cette périostite s'aggravant de jour en jour fut reconnue cancéreuse.

Tous les soins et tous les traitements furent inutiles jusqu'au jour où les médecins dirent au patient : « Il ne nous reste qu'un moyen à prendre :
« vous enlever la mâchoire. Mais cette opération
« vous laisserait dans un état affreux et très proba-
« blement ne ferait pas disparaître le mal. Nous
« n'osons pas vous la proposer. »

Une sœur de l'officier, Mme D..., m'écrivit, alors, pour me soumettre ce malheureux cas.

Dans ma réponse, je fus assez heureux pour la convaincre de la possibilité de la guérison par l'*Eutropine*. Et l'*Eutropine* fut employée, à l'extérieur, par compresses, et à l'intérieur de la bouche, par de gros tampons, vraies chiques à l'*Eutropine*.

La parfaite guérison a été obtenue. Il y a de bien nombreux témoins du fait et des preuves écrites que j'ai cru ne pas devoir publier.

Autre exemple :

M. d'E..., atteint d'un cancer des fumeurs, dont aucun traitement ne put arrêter l'évolution, fut abandonné, par les plus célèbres spécialistes de Paris, dans l'état le plus affreux : l'œil gauche perdu, tout le côté gauche de la tête, à partir de l'œil jusqu'à la mâchoire inférieure, infecté, les mâchoires comme soudées, l'empêchant d'ouvrir la bouche, lui permettant à peine de se nourrir et de balbutier quelques mots. Le pus s'écoulait abondamment, de l'intérieur de la bouche, par un trou qui s'était ouvert au milieu de la joue, et répandait l'odeur la plus insupportable.

Un traitement à l'*Eutropine* l'a guéri.

En m'annonçant ce beau succès, il me demandait s'il y avait lieu de différer l'opération chirurgicale ayant pour objet de fermer le trou de la joue, pour en assurer le succès.

Ce cas, bien connu, est assez récent.

CANCER DE L'UTÉRUS

Mme B..., de R..., près de Lourdes, était, depuis longtemps, affligée d'un cancer de l'utérus qui la faisait beaucoup souffrir. Son médecin, le docteur C..., la pressait de se faire opérer. Mais elle se sentait trop affaiblie, trop découragée. N'osant remettre son sort entre les mains du chirurgien, elle fut toute heureuse quand elle entendit parler de l'*Eutropine*, qu'elle préféra, sans hésiter, à l'hystérectomie qu'on lui conseillait. L'amélioration rapide de son état l'encouragea. Elle se soigna si bien, qu'un jour, elle se sentit guérie. Au cours d'une assez longue promenade, elle rencontra, par hasard, son médecin, le docteur C..., en tournée. On ne s'était pas vu depuis des mois.

— « Comment allez-vous, Madame ? »

— « Je me trouve bien, et je vous remercie, docteur. Je me crois guérie. »

— « Oh ! c'est une illusion ! Votre mal ne peut être guéri que par une opération. Il reviendra. » — « Peu m'importe. Si jamais il revenait, je connais le bon remède. »

La confiance de cette dame était légitime. Il y a huit ans que le mal a disparu. Et il ne revient pas.

Autre exemple :

Le cas suivant me fut proposé le 15 août 1910 :

La dame d'un ingénieur, une parisienne, avait été opérée une première fois d'un cancer du col. Peu de temps après, une nouvelle opération fut pratiquée chez les Sœurs Augustines de la rue Oudinot, parce que le cancer se développait sur le moignon laissé par le chirurgien. On enleva la matrice et les ovaires. Mais cette seconde opération n'empêcha pas le cancer de reparaître sous forme de bourgeons sur la vessie et sur l'intestin. Le chirurgien, alors,

7

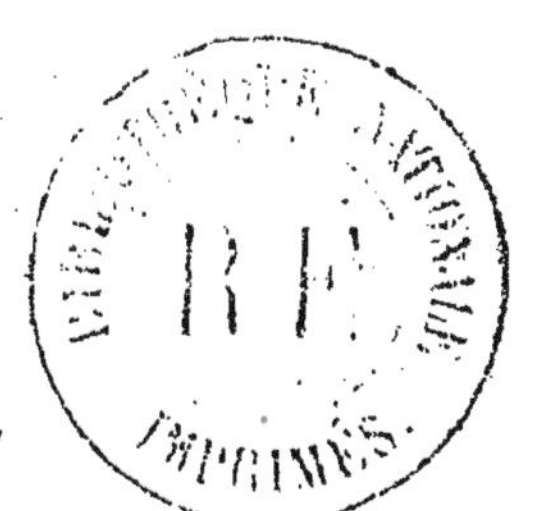

déclara que la malade était perdue. On la ramena à son domicile dans un état affreux...

Le médecin de la famille ayant consenti à me prêter son concours, le traitement fut aussitôt entrepris. La malade restait alitée ; sa faiblesse était extrême. Elle put néanmoins supporter les injections d'*Eutropine* étendue de deux fois son volume d'eau. Et, dès les premiers jours, il y eut amélioration évidente. Le 9 septembre, son mari m'écrivait : « Le teint de la malade s'est éclairci. Elle a pu faire une promenade en voiture. Elle se lève l'après-midi et sort un peu dans l'allée plantée de tilleuls, qui sert d'entrée à la maison, etc... »

Cette amélioration rapide continua sans interruption et se termina par la guérison parfaite.

Remarque. — En pareil cas, l'emploi de l'*Eutropine* pure, d'ailleurs inutile, serait dangereux, à cause du peu de résistance des organes touchés par le liquide : vessie, péritoine, intestin.

Depuis, à Paris même, un cas pareil a été traité de la même manière et avec le même succès, grâce au concours intelligent et amical de M. le docteur Le C...

Autre exemple :

A Epinal, en décembre 1923, Mme V..., âgée de 33 ans, tomba malade : pertes sanguinolentes, vives douleurs, grande lassitude, impression de cruelles morsures dans le ventre, violentes crises qui duraient près d'un quart d'heure, chaque fois, et devenaient de plus en plus fréquentes.

En janvier, le médecin de la famille déclare qu'il y avait cancer de l'utérus et commencement de destruction du col. Il conseille l'intervention chirurgicale. Trois autres docteurs sont appelés : même diagnostic. Ils déclarent qu'il n'y a d'espoir que dans une opération. Mais, à son entrée à la clinique, la malade fut visitée par un chirurgien qui constata une adhérence, du côté gauche.

L'opération, l'hystérectomie totale, avait été fixée au 14 janvier. Elle devait être pratiquée sous chloroforme. Mais le chirurgien, consciencieux, décida de surseoir à l'opération, en raison de l'adhérence, et il ne fit qu'un curettage, disant que la grande opération ne pouvait se faire sans une préparation au radium.

L'application du radium (5 aiguilles et un tube pendant 24 heures), fut faite le 22 février. La malade en éprouva un grand soulagement et son état en fut momentanément amélioré. Elle se crut guérie. Et le chirurgien affirma que l'adhérence avait disparu. Cruelle déception! Cette amélioration ne dura que 4 jours. Et le cinquième jour, les douleurs recommencèrent. Le sixième jour, elles étaient plus cruelles que jamais et, par moments, si violentes, que « *la malade demandait la mort.* »

Un traitement à l'*Eutropine* commença le 8 mars. L'amélioration se fit bientôt sentir, ininterrompue et progressive. Le 20 mars, le radiothérapeute et les chirurgiens constatèrent ce grand progrès obtenu par l'*Eutropine* (3 injections par jour). Quelques semaines plus tard, Mme V... était complètement guérie.

Autre exemple :

Par lettre du 31 mars 1921, le cas suivant m'est exposé :

A Lyon, Mme B... a été opérée d'une salpingite. Mais elle est restée faible, souffrante, malade. On est venu la conduire chez M. le Professeur P..., qui, après examen, a déclaré qu'il y avait cancer du col et qu'il fallait opérer dans les 48 heures, qu'après, il serait trop tard. Le lendemain, 27 novembre, Mme B... entrait à l'hôpital. Mais, le moment de l'opération venu, le chirurgien hésita. « Ce sera « pour le radium », dit-il. Et il « n'opéra pas. Mme B... fut donc traitée au radium, qui ne donna aucun bon résultat, au cuivre colloïdal et au mésothorium qui ne firent qu'aggraver le mal. Quatre docteurs de Lyon, dont deux Professeurs, avaient pris part au traitement de Mme Bourdet. On m'écrivit pour savoir, de moi, si je pouvais quelque chose pour cette malade « *au seuil de la « mort.* ». Je conseillai l'*Eutropine,* qui l'a guérie.

Avec une noble franchise, M. le Professeur Ch. Bernay a déclaré publiquement que la guérison de Mme B... a été obtenue par l'*Eutropine.*

Le cancer de l'utérus est donc guérissable par l'*Eutropine*, non par le radium.

La chirurgie en guérit quelques cas, mais seulement quand l'opération est faite par un chirurgien savant, habile et expérimenté, opérant selon toutes les règles d'une technique impeccable.

Mais, trop souvent, l'opérateur n'est pas un Jean-Louis Faure.

CANCER DU SEIN

A N... (Basses-Pyrénées), le cas de R. S... était le suivant : tumeur maligne énorme à chaque sein, le mal atteignant les deux glandes axillaires; sur la poitrine, veines bleues, variqueuses, saillantes; les deux bras tuméfiés refusant tout service. Pour tous les médecins consultés, c'était l'incurabilité absolue, l'inutilité certaine de tout traitement et la mort prochaine.

Mais R. S... ne voulait pas mourir encore. Elle fit un traitement à l'*Eutropine* tellement intensif, qu'à chaque bain, les deux seins étaient dépouillés de leur épiderme. Et les compresses, dans l'intervalle des bains, étaient permanentes. Résultat : guérison parfaite sans la moindre cicatrice, sans la moindre trace du mal disparu, état général de santé ne laissant rien à désirer. R. S..., rajeunie, a été, pendant toute la durée de la grande guerre, une des plus vaillantes ouvrières de l'arsenal de Tarbes.

Tous ces faits sont connus de nombreux médecins et de plusieurs milliers de personnes.

Autre exemple :

Le cas est celui de Mlle B..., vraie parisienne, de Paris, femme de lettres, de sciences et de beaucoup d'esprit, qui veut bien nous l'exposer très aimablement elle-même.

« Dans le courant de 1912, un soir, en changeant de linge, je m'aperçus que mon sein droit était devenu tout dur, dur comme un caillou. Rien, à la vue, ne révélait la présence d'une tumeur, mais, à la palpation, on la sentait très large, très dure, absolument insensible à la pression et faisant bloc, comme si elle eût été partie intégrante du squelette. Sa dureté, son insensibilité et sa fixité me firent comprendre la vérité. J'allai, néanmoins, consulter Mlle Clarisse Danel, qui exerçait la médecine de très longue date, au n° 110, de l'Avenue d'Orléans. Elle me dit que c'était un squirre, que le squirre est toujours le début d'un cancer et qu'il fallait me faire opérer, et sans tarder. Je m'y montrai d'autant plus opposée que l'opération eût été bien trop tardive pour me sauver. « Vous avez tort », dit-elle, « mais alors suivez le traitement d'un spécialiste. » Elle m'indiqua la médication phogogène du Dr Doyen. Précédemment, un grand quotidien avait publié, en première page, un article sensationnel tendant à prouver qu'un certain docteur O... avait découvert le microbe du cancer et le sérum qui en triomphait.

« Très perplexe, j'hésitais entre le traitement du docteur Doyen et celui du docteur O... — peut-être aussi inefficaces l'un que l'autre, lorsque un heureux hasard nous fit découvrir une petite réclame invitant à demander, contre 1 fr., la brochure de l'abbé Dupuy, relative à son traitement du cancer et du fibrome sans opération sanglante. Cette brochure, c'était l'histoire de l'*Eutropine*, le procès de son inventeur *condamné pour avoir guéri des cancéreux qu'il n'avait pas le droit de soigner (!)*. Les résultats de l'enquête avaient été trop probants pour que l'*Eutropine* n'en fut sortie victorieuse. Après la lecture de la brochure, j'étais fixée. Et quand je revis Nelly Roussel, la seule de mes amies qui fut dans le secret, je pus lui dire joyeusement : « Nous avons fini par découvrir le remède qui nous inspire confiance, un remède sérieux trouvé par un curé; je vais commencer le traitement. » Elle ne put s'empêcher de rire, et, prenant son mari à témoin : « Dis donc, Marbel qui veut se faire soigner par un curé ! » — Ça, ma chère, lui répondis-je, ça m'est égal : *j'aime mieux un bon curé qui me guérira sans m'écorcher* qu'un grand *chirurgien qui m'écorchera sans me guérir.* » — « Ah ! oui », dit-elle, « je comprends, mais... (sous-entendu : mais cette certitude, où la puisez-vous?) »

« Dès la première application, l'*Eutropine* se révéla par des sensations de mouvements dans la partie la plus éloignée du remède, du côté de la glande mammaire et peu à peu le contour de la tumeur se modifia jusqu'à la disparition complète. »

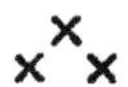

EX-VOTO

Si ce curé français était américain,
Il aurait plus de chance, en notre République,
Parmi les corps savants, de rencontrer, demain,
Quelqu'un pour célébrer sa découverte unique.

Mais c'est un de nos torts, ce criminel travers
D'ignorer nos valeurs, sur notre territoire :
Pour nous les révéler, il faut que l'univers,
Plus juste ou plus sensé, clame ailleurs leur victoire.

Sans prétendre imiter — d'aussi loin que ce soit —
Les peuples orgueilleux, en leur sotte jactance,
Je voudrais voir chez nous ce noble amour de soi
Qui ferait rendre un culte aux grands hommes de France;

Qui leur prodiguerait les mots de réconfort,
Qui détournerait d'eux la coupe d'amertume,
Et qui leur donnerait, pour prix de leurs efforts,
Quelque chose de mieux qu'un hommage posthume.

L'intérêt le prescrit, ainsi que le devoir,
Et, puisque c'est, d'abord, le rôle de la presse
D'informer le public de ce qu'il doit savoir,
C'est à ses écrivains que mon appel s'adresse.

Il faudrait, qu'à ma voix, leur talent généreux,
Prêtant son grand écho de vérité profonde,
Portât le coup mortel au péril cancéreux
Qui va toujours croissant sur tous les points du monde.

Il faudrait que, par eux, le génial chercheur,
A l'abri, désormais, des attaques iniques,
Pût trouver ce qui manque encore à son bonheur :
Le moyen de fonder une immense clinique ;

Et qu'enfin figurât, parmi nos plus grands noms,
Celui de ce guerrier de la plus sainte guerre,
Qui sut vaincre à lui seul, sans fusils ni canons,
Le plus affreux des maux qui dépeuplent la terre.

M. B.

Si Dieu m'a doué de compassion pour les malades, c'est sans mérite de ma part. S'il a fait naître, en moi, le désir d'être un guérisseur, s'il m'a inspiré, en médecine, quelques idées justes et pratiques et, dans certaines circonstances graves, d'heureuses et promptes décisions, il ne faut voir, en tout cela, que des dons gratuits de son infinie bonté.

J'ai parcouru, il est vrai, en tout sens et autant qu'il m'a été possible de le faire, le vaste champ des sciences médicales. Mais il est à ce point immense, que la vie d'un homme suffirait à peine pour l'arpenter et que des légions de travailleurs intrépides et intelligents usent tous leurs efforts à le mal cultiver. J'abjure donc toute prétention scientifique. Mais je crois avoir démontré que l'*Eutropine*, qui ne fut jamais nuisible à personne, est le vrai remède curatif des cancers avec lesquels elle peut être mise en contact direct et prolongé.

CANCER DE L'AINE

Par sa lettre du 19 janvier 1911, Maximin Poudou, déjà en traitement depuis trois semaines, expose ainsi son cas :

« *Montlaur (Aude).*

« *Il y a un an que le mal est sorti, comme un œil de coq, au bas ventre.*

« *Depuis trois mois surtout, il a fait de rapides progrès, et ça s'agrandit de jour en jour.*

« *M. le docteur de L... me donne comme remède de la poudre Dermatol et de l'eau oxygénée. Le mal siège sur la partie gauche; il s'étend du fond du ventre sur la cuisse; il mesure 8 centimètres de long, 3 de largeur moyenne et 1 de profondeur. Je tousse fort, principalement quand je me couche. J'ai vomi trois fois.*

M. P...

Nouvelle lettre du même :

« *Montlaur, 17 février 1912.*

« *Monsieur,*

« *Si j'ai tant tardé de vous écrire, c'est pour savoir l'effet de l'eutropine. Le mal s'est bien nettoyé, mais encore, en deux ou trois endroits, il y a des tumeurs. Il en découle quelque chose de jaune. Vous me ferez l'explication de ce que c'est, s'il va bien ou s'il ne va pas bien, car le mal n'a pas d'augmentation...*

« *M. P...* »

« 9 septembre 1912.

« Monsieur,

« Vous me pardonnerez si je ne vous ai pas fait savoir de mes nouvelles plus tôt : c'est que je voulais laisser achever de sécher le mal.

« Je vous dirai que je suis complètement guéri.

*« Les tumeurs étaient situées au milieu du mal sur la cuisse gauche. J'ai commencé le traitement fin décembre 1910. Les tumeurs étaient de la grosseur de deux pièces de 100 sous. Le traitement par l'*Eutropine *a duré 18 mois. Les tumeurs ont disparu au bout de trois mois de traitement, et il y a déjà un mois que le mal a disparu complètement.*

« Rien plus à vous dire pour le moment.

« M. P... »

Autre exemple :

A la même date, M. D..., directeur de la Banque Franco-Roumaine, de Braïla, était atteint d'un mal semblable, mais plus grave. Après opération chirurgicale, le mal avait rapidement récidivé et progressé. Une vaste plaie tenait tout le pli de l'aine, creusée et purulente. Le malade, alité et abandonné des docteurs, n'attendait plus, que de la mort, sa délivrance, lorsqu'on lui parla du remède de l'abbé Dupuy.

Encouragé à se traiter sans retard et avec patience, par l'*Eutropine*, il y consentit et, faisant appel à toute son énergie, se soigna très intensivement avec le remède du curé-guérisseur. Il obtint sa parfaite guérison. Et il vint faire une visite de reconnaissance à N.-D. de Lourdes et à l'abbé Dupuy. Tout cela est connu à Laloubère.

CANCER DE LA VESSIE

Le plus grave et le plus déconcertant des cancers de la vessie, je devrais dire le plus inguérissable, a été guéri par l'*Eutropine*, grâce à la rare intelligence et à l'incomparable énergie du malade à qui nous devrons le plus important des progrès de la chirurgie, en ce commencement de siècle.

Et c'est lui-même qui va nous le dire :

« *Auxerre, le 17 septembre 1924.*

« *Monsieur l'Abbé,*

« *J'ai l'immense plaisir de vous annoncer ma guérison complète par le traitement à l'*Eutropine, *tel que vous me l'avez indiqué dans vos correspondances.*

« *Atteint de cancer vésical, opéré par taille et application de radium, la récidive survient huit mois après. Mon néo est alors traité par électro-coagulation, et je suis opéré de nouveau par taille. Etant toujours porteur d'un appareil collecteur et aucun mieux ne s'étant produit, je me suis, au bout de six mois, décidé à suivre le* *traitement à l'*Eutropine. *Après six mois de patience et de persévérance, il me semblait que mon état s'améliorait et je résolus de consulter un spécialiste afin de voir l'effet du médicament. Ce spécialiste, un chirurgien de Dijon cette fois (car les plus célèbres urologistes de Paris avaient épuisé leur science sur moi), m'examina minutieusement au cystoscope et conclut à une guérison complète. Immédiatement, mon appareil fut enlevé ; la gêne et les souffrances disparurent avec lui et, depuis, la santé m'est revenue rapidement. Aujourd'hui j'ai repris mon métier de menuisier et je l'exerce sans plus de fatigue qu'avant ma maladie. Ainsi, j'ai été délivré de mon appareil le 6 février dernier, après l'avoir porté un an, et j'ai recommencé mon travail le 1er juillet, c'est-à-dire après cinq mois de convalescence.*

« *Il me reste à m'excuser, auprès de vous, d'avoir mis si longtemps à vous faire connaître le résultat de la cure, mais je voulais être bien certain du résultat et je vous en suis infiniment reconnaissant.*

« *Recevez, cher Monsieur l'Abbé, l'expression de ma gratitude et de ma profonde reconnaissance.*

« *R. ROLLAND,*

« 3, rue de la Prévoyance, Auxerre (Yonne). »

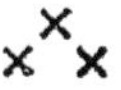

« *Auxerre, le 13 novembre 1924.*

« *Cher Monsieur l'Abbé,*

« *Veuillez excuser ma lenteur à vous répondre. Je me reconstitue une nouvelle vie, à la suite de ma guérison, la maladie ayant tout arrêté dans mon existence.*

*« Voici les phases de ma maladie et les divers traitements et opérations subis avant d'avoir recours à l'***Eutropine***, qui m'a guéri définitivement :*

« Atteint d'un gros papillome embrassant les trois quarts du contour du col vésical et deux petits polypes menaçant l'orifice des uretères, j'ait été opéré par taille et traité au radium par le professeur Legueu, chirurgien-chef de l'hôpital Necker, le 31 mai 1922.

« Le 12 octobre, la visite cystocique révèle une tumeur à la partie supérieure de la vessie, accompagnée de végétations polypoïdes et récidive du néo. J'ai été traité par électro-coagulation les 26 octobre, 7 novembre et 23 novembre 1922.

« Pendant cette période, il s'est formé une grande quantité de calculs de phosphate dont l'extraction causa un rétrécissement empêchant la continuation du traitement électrique.

« Après la dilatation du canal, la visite au cystoscope révéla une recrudescence de la tumeur et la présence de deux gros calculs accrochés dans la région prostatique.

« Je fus opéré à nouveau, par taille, le 5 février 1923.

« A la suite de cette opération, les chirurgiens m'ont laissé une cystostomie que je devais garder pendant le restant de mes jours, qui, du reste étaient comptés, au dire des médecins.

« Au bout de 6 mois, rebuté de souffrir et me cramponnant quand même à la vie, je cherchai partout des remèdes et, ayant lu une de vos annonces sur un journal de modes, je commençai le traitement après avoir correspondu avec vous.

« *Pendant 6 mois, 3 fois par jour, et même 4 fois en été, pendant les longs jours, j'introduisais, par la sonde Pezzer de ma cysto, environ 20 gr.* d'Eutropine *étendue d'un tiers d'eau, à l'aide d'une petite seringue en verre et en mettant une pince sur la sonde et une autre au canal de l'urètre. Je gardais le médicament pendant un quart d'heure. Au bout de ce temps, je laissais sortir le liquide et je recommençais immédiatement une nouvelle injection semblable d'un quart d'heure.*

« *J'étais obligé de procéder ainsi en deux fois pour arriver à la demi-heure de traitement que vous m'aviez imposée, parce que la vessie ne pouvait tolérer qu'une petite quantité de liquide ; et l'urine continuant d'arriver et de se mêler à l'*Eutropine, *venait former une quantité de liquide impossible à supporter, tandis qu'en opérant en deux fois, j'avais une quantité moindre et un médicament plus pur pendant la demi-heure d'injection.*

« *Au bout de 6 mois de traitement, il y avait un an que je n'avais revu aucun médecin, je me décidai à voir à nouveau un spécialiste afin de savoir ce que devenait mon mal. Les souffrances et la gêne occasionnées par ma cystotomie m'empêchaient de me rendre compte du résultat du traitement.*

« *J'eus l'immense bonheur d'entendre ce Docteur, après un examen très srieux, m'annoncer qu'il n'y avait plus aucune trace d'un mal quelconque dans la vessie. Et aussitôt il m'enlevait ma cystotomie, qui s'est ferme seule en quelques mois.*

« *Huit jours après avoir subi cet examen, je commençais à jardiner. Au bout d'une quinzaine, j'excutais certains travaux, à la maison, et, quelques mois après, je reprenais mon métier de menuisier, que j'exerce depuis sans fatigue ni douleur.*

« *Aujourd'hui, j'ai repris courage à tel point que, pour essayer de rattraper les pertes d'argent causées par 3 années de maladie et 2 opérations coûteuses, je n'hésite pas à m'installer à mon compte, espérant mieux reconstituer ainsi les économies englouties.*

« *Voilà, cher Monsieur l'Abbé, mon histoire un peu longue. Mais, si mon exemple peut aider à guérir d'autres maladies de même nature que la mienne, je serai heureux de contribuer à obtenir ce beau résultat et je penserai payer ainsi une bien petite part de la dette immense que je sais avoir contractée envers vous.*

« *Je reste à votre entière disposition pour tous renseignements complémentaires que vous pourriez me demander sur mon cas.*

« *Veuillez croire, Monsieur l'Abbé, à ma profonde reconnaissance et à mon respectueux dévouement.*

R. ROLLAND,

3, rue de la Prévoyance, Auxerre (Yonne).

CANCER DU RECTUM

Ici, la seule difficulté consistait dans l'ignorance du dosage, quand l'expérience n'avait pas encore fourni les indications nécessaires pour l'établir. Exemple :

A Fruges (Pas-de-Calais), une dame sexagénaire était retenue dans son lit de douleur par un cancer du rectum, qui la dévorait. Et les médecins consultés l'avaient déclarée inopérable et incurable. On la traita à l'*Eutropine* étendue d'un peu d'eau seulement pour atteindre plus sûrement et plus vite le microbe malin et arrêter les progrès du mal. Mais on fut obligé bientôt, pour rendre les injections supportables et moins irritantes, de se borner à l'emploi d'un mélange à parties égales d'*Eutropine* et d'eau pour les injections quotidiennes, sauf à revenir, de loin en loin, pour plus de sûreté, à une dose plus forte qui provoquait, chaque fois, les plaintes de la malade. Le traitement, commencé le 25 décembre 1917, a duré jusqu'au mois de novembre suivant. Mais, durant les dernières semaines, il avait été réduit à une seule injection par jour. Après le onzième mois, ce fut la convalescence : il ne restait plus qu'à soigner la maigreur et la faiblesse causées par les longues souffrances et l'insuffisance de l'alimentation.

Autre exemple :

L. D..., de Villecomtal (Gers), se rendait à Tarbes où l'on allait l'opérer d'un cancer du rectum. Un ami, rencontré en chemin de fer, lui apprit, qu'en ce moment, plusieurs malades se traitaient avec succès par l'*Eutropine* pour un mal plus ou moins semblable à celui dont il voulait se guérir. Et il vint me demander de vouloir lui donner confirmation de l'heureuse nouvelle, ce que je fis très volontiers. Content de ma réponse, il s'adressa par télégramme à mon Docteur et à mon Pharmacien pour avoir l'ordonnance et la provision d'*Eutropine* nécessaires. Et il s'en retourna directement chez lui, disposé à se traiter sans retard et sans opération.

Mais le jour où il venait de commencer son traitement, survint son médecin, menaçant, indigné, courroucé. — « Comment ! Vous n'êtes pas à Tarbes ! » — « Non, docteur. J'ai changé d'avis. Je vais essayer de me guérir par l'*Eutropine*. » — « C'est insensé ! Votre mal ne disparaîtra que par une opération immédiate. Si vous n'allez pas vous faire opérer demain, je croirai qu'on vous a rendu idiot. » Ainsi parla le Docteur. Et le malheureux L. D... de répondre : « Puisque vous l'exigez, je me ferai opérer. Mais, après ce qui vient de se passer, je ne veux pas revenir à Tarbes. Adressez-moi à tel chirurgien que vous voudrez. » L. D... fut opéré à Toulouse. Mais l'opération fut mortelle. J'avais pourtant fait savoir à cette malheureuse victime, qu'un homme de son âge, P. C..., habitant L... (Hautes-Pyrénées), atteint du même mal que le sien, se traitait en ce moment par l'*Eutropine* et croyait avoir déjà constaté une amélioration dans son état.

P. C... avait su résister aux pressantes sollicitations de son médecin, le Docteur L... Il obtint la parfaite guérison.

Cela n'a pas empêché l'Esculape de répéter : « Je n'y crois pas ! »

Mais la guérison n'en fut pas moins complète et sans récidive.

OBSERVATIONS

I. — Etant donné que l'*Eutropine* guérit la plupart des cancers, c'est-à-dire tous les cancers avec lesquels on peut la mettre en contact direct et prolongé, il importe de savoir et de se rappeler que la curabilité des cancers les plus facilement guérissables a toujours un terme : elle cesse d'exister dès que le cancer n'est plus un mal localisé. Il faut se hâter.

En bien des cas, tout a été compromis par quelques jours ou seulement quelques heures de retard. Le mal évolue et s'aggrave, tandis que le malade, indécis, au lieu de se bien soigner, délibère et perd son temps, son argent et ses dernières chances de salut à consulter médecins, chirurgiens, radiographes et spécialistes qui ne pourront rien pour sa guérison.

II. — Dans les cas considérés comme désespérés, malades et médecins ne doivent jamais abandonner l'usage de l'*Eutropine*, toujours bien inoffensive, et se souvenir des guérisons qu'elle a procurées chez tant de malades condamnés et abandonnés par leurs médecins.

Peu importe l'incertitude du diagnostic ! Quelle que soit la nature du mal, l'*Eutropine* ne nuit jamais.

Il n'est pas permis de se décourager tant que l'*Eutropine* n'a pas dit son dernier mot.

Cette considération s'applique particulièrement au traitement des tumeurs ou ulcères de l'utérus.

Trois exemples seulement, au lieu de trois cents, qui pourraient être cités, ici, fort à propos.

1er exemple :

Le 24 juin 1917, M. S..., de B.-D., vint me trouver et me dit : « Je viens de Tarbes. Ma femme était, « depuis longtemps, à l'Hôpital où elle a été soi- « gnée et opérée pour une mauvaise maladie du « ventre. Mais, aujourd'hui, son état est si grave « qu'on m'a fait dire de venir. Et l'on m'a dit qu'elle « n'en avait pas pour plus de huit jours. En effet, « l'infection a gagné tout le ventre. Le pus s'écoule « constamment par les drains qu'on lui a mis. »

« Pour ne pas la laisser mourir à l'Hôpital, les

« docteurs veulent que je la fasse transporter chez « une sœur qu'elle a à Tarbes, tout en reconnaissant « qu'elle n'est guère transportable. »

« Que faire ? Voulez-vous avoir la bonté de venir la voir ? »

— « Non », lui dis-je. « C'est inutile. » « Trans- « portez-la, avec précaution, chez votre belle-sœur. « Et, sans hésiter, traitez-la intensivement à « l'*Eutropine* appliquée en bonnes compresses sur « tout le ventre, compresses bien imbibées et assez « souvent renouvelées. »

Peu de jours après, une amélioration sensible permit de ramener la malade chez elle.

Après emploi de cent bouteilles d'*Eutropine* en compresses et en injections, Mme S... s'est retrouvée en possession d'une santé parfaite qui n'a encore rien laissé à désirer jusqu'à ce jour.

2e exemple :

En juillet 1922, Mme D..., atteinte d'une maladie infectieuse de l'utérus à évolution rapide, avait été conduite à l'Hôpital de Tarbes aux fins d'une hystérectomie urgente. Mais, malgré tous les soins prodigués, le mal s'aggrava, chaque jour, et la fièvre fit des progrès ininterrompus. Au bout de 17 jours, le 13 juillet, la fièvre atteignait 42°, et l'infection, au jugement de 4 docteurs, s'était généralisée jusqu'aux yeux. Mme D... était mourante. L'*Eutropine*, employée, le jour même, amena bien vite une amélioration, et dans quelques semaines, la complète guérison. Mme D... jouit encore d'une santé parfaite.

3e exemple :

Charles D..., réfugié belge, père de 5 enfants, vint me trouver, le 20 août 1923, pour me mettre au courant de sa triste situation et me demander un remède pour sa femme malade.

Atteinte de diverses tumeurs de l'utérus accompagnées de diverses complications graves, elle se trouvait, après 37 jours de séjour à l'Hôpital, dans un état absolument désespéré. Depuis 10 jours, tous soins médicaux avaient été abandonnés, comme inutiles. Et des hémorragies abondantes, qui ne cessaient ni jour ni nuit, l'avaient déjà réduite à la dernière extrémité. Elle était mourante.

L'*Eutropine*, employée en injections, l'a complètement guérie. La famille D... est actuellement à Daucourt-les-Mines (Pas-de-Calais).

FIBROMES UTÉRINS

Il ne sera question, ici, que de ceux-là. Les autres ne présentent aucune gravité.

Ces fibromes sont des tumeurs constituées par des fibres plus ou moins régulièrement enroulées autour d'un ou de plusieurs centres. Leur volume peut varier entre celui d'une lentille et celui d'un melon de moyenne grandeur. On trouve tantôt un fibrome seul, tantôt plusieurs fibromes et, assez souvent, une agglomération de fibromes ayant chacun sa capsule propre et paraissant ne former qu'une seule et même tumeur. Certains ont la couleur et la consistance du foie; d'autres, la couleur et la dureté du marbre blanc, une *consistance pierreuse*. Et il existe un très grand nombre de variétés intermédiaires.

Au point de vue de leur situation dans l'utérus, on dit qu'ils sont *sous-muqueux, interstitiels* ou *sous-péritonéaux,* selon qu'ils se développent intérieurement sous la muqueuse utérine, dans l'épaisseur de la paroi ou extérieurement très près du péritoine.

Enfin, quand un grand nombre de petites tumeurs tapissent, pour ainsi dire, intérieurement l'utérus, on dit que l'utérus est fibromateux.

REMARQUE IMPORTANTE. — Les femmes multipares à 4 ou 5 enfants ne connaissent presque jamais le fibrome, alors que, depuis la diminution de la natalité, on l'observe beaucoup plus fréquemment.

En évitant toute excursion inutile dans le trop vaste domaine de la gynécologie, nous laisserons là cette question encore assez obscure de l'étiologie du fibrome, pour nous occuper uniquement des moyens de combattre ce mal devenu un des plus grands fléaux qui dépeuplent la France.

Fibromes et Chirurgie

Les fibromes sont plus nombreux que les cancers, tellement nombreux qu'il est impossible d'établir, sur ce point, une statistique à peu près exacte.

Des progrès de la Chirurgie, pendant le dernier quart de siècle, est née une tendance à attribuer de plus en plus une grande supériorité à la cure chirurgicale sur la thérapeutique médicale.

Cependant, ce n'est pas au bistouri que la plupart des personnes atteintes de fibromes demandent leur guérison. Si le nombre de celles qui se font opérer est considérable, plus nombreuses sont encore celles qu'une opération, toujours aléatoire, effraie, et qui refusent de s'y soumettre.

Et le chirurgien auquel on a recours a soin d'éliminer les mauvais cas pour ne retenir que les bons.

Quels sont les résultats des opérations?

Il y en a de bons; il y en a de mauvais et il y en a de terribles.

Même dans les cas les plus simples et les plus favorables, la laparatonie la mieux réussie laisse la paroi affaiblie et une cicatrice qui ne vaut jamais le tissu sain. Et, chez les malades plus ou moins scléreuses ou adipeuses, elle crée une tendance à des hernies, quel qu'ait été, d'ailleurs, le procédé de suture.

Tout le monde connaît ces accidents opératoires fréquents, comme la perforation de la vessie ou celle de l'intestin, qui créent une infirmité plus grave et plus désagréable qu'un petit fibrome.

Cependant, il y a lieu de craindre plutôt les mauvais résultats éloignés. Les troubles résultant de la diminution de la fonction (sécrétion interne) de l'ovaire sont si fréquents et si graves que les meilleurs spécialistes sont d'avis qu'il ne faut pas hésiter à enlever les deux ovaires.

Il y a aussi les adhérences secondaires très difficiles à éviter.

Il y a encore la fréquence des lésions coexistantes avec le fibrome : kystes de l'ovaire, lésions tubaires, grossesses normales ou anormales, etc... Et ces diverses lésions surajoutées ne sont reconnues le plus souvent qu'à l'ouverture de l'abdomen.

Il y a enfin les opérations mortelles. Le Roy Broun *(Revue des Fibromes)*, admet qu'on en compte au moins 4 pour 262, dont 2 par embolie. C'est dire qu'il ne faut pas oublier de tenir compte des nombreuses altérations myocardiques survenant avec le développement des fibromes utérins !

Et qui dira le nombre des malheureuses victimes de cette erreur que je croyais impossible et qui consiste à opérer des femmes en état de grossesse normale, sans complication, après avoir diagnostiqué témérairement qu'elles étaient porteuses de simples fibromes? Ces erreurs sont de tous les jours. Et j'en ai connu trois terribles exemples très rapprochés, c'est-à-dire six existences humaines supprimées en quelques mois, en un seul lieu et probablement par le même bistouri.

Cette triste découverte m'a permis de sauver, l'année suivante, six créatures humaines que le même horrible sort attendait. Voici comment et dans quelles circonstances :

I. — Le 27 juillet 1913, je reçus la visite d'une dame en proie au plus cruel chagrin. Elle venait d'apprendre que j'avais découvert un moyen de guérir les fibromes sans opération, et Mme B..., sa fille, mariée à un fonctionnaire, se trouvait peut-être en ce moment à Toulouse pour s'y faire opérer d'un fibrome utérin.

— « C'est regrettable », lui dis-je. « Oui, il est vrai qu'on peut guérir ce fibrome sans opération. »

— « Que faire alors? Je vais lui écrire. Mon Dieu! S'il était encore temps! Je vais lui adresser un télégramme. »

— « Quel âge a votre fille? »

— « Trente-cinq ans. »

— « Oh! alors, dites-lui : pas d'opération! Vous savez quelles ont été les suites de l'opération dernièrement pour deux de vos malheureuses voisines et pour la veuve X..., de S...? Il ne faut point se presser. On verra plus tard. »

L'opération redoutée devait, en effet, être pratiquée, le lendemain, à Toulouse. Mais Mme B..., prévenue à temps par le télégramme maternel, s'y refusa.

Et, le 8 décembre suivant, elle eut la joie de devenir mère d'un beau garçon, Pierre, qui grandit à vue d'œil et sera un jour, semble-t-il, l'orgueil de sa mère et son meilleur bâton de vieillesse.

II. — Mme G..., âgée de 26 ans, allait en pélerinage à Lourdes, un jour du mois de septembre suivant, en compagnie de sa belle-sœur, Mme N..., qui me la présenta. Et elles me confièrent le but de leur démarche : Mme G..., devait être opérée d'un fibrome, dans quelques jours, elles allaient demander, à Notre-Dame, le succès de l'opération et venaient me demander aussi de vouloir bien m'unir d'intention à leurs prières.

— « Je vous le promets », répondis-je à Mme G..., si, de votre côté, vous me promettez et promettez aussi, à Notre-Dame de Lourdes, de ne point vous laisser opérer. » — « Mais tous les docteurs que j'ai consultés m'ont dit que je dois me faire opérer sans retard. »

— « Ne vous pressez pas. Il est beaucoup moins dangereux de conseiller une telle opération que de la subir. D'ailleurs, s'il y a lieu, on vous indiquera un traitement plus simple et plus sûr que l'opération et surtout moins redoutable. Mais, croyez-moi, attendez encore : il y a souvent des fibromes qui guérissent sans le secours d'un médecin, spontanément. » Mon conseil fut suivi. Ces dames firent bien le pélerinage de Lourdes, mais Mme G... ne fit point le voyage de Toulouse. Elle n'eût pas à se repentir d'avoir, sur mon conseil, changé de résolution. Le Ciel l'en récompensa, quelques mois plus tard, en lui envoyant une charmante petite fille, qui fait son bonheur.

III. — Peu de temps après, Mme D..., femme d'un grand entrepreneur de travaux publics, atteinte de fibrome utérin, au dire des médecins consultés, qui la pressaient de se faire opérer, me confia son cas, par lettre, et ne me cacha pas qu'elle redoutait l'opération. Belle occasion, pour moi, de lui conseiller mon *Eutropine!* Mais je n'en fis rien. Cette dame était encore jeune. Je lui conseillai, au contraire, d'attendre pour voir s'il n'y aurait pas guérison spontanée. Elle attendit. Et, le jour de sa délivrance, elle eut la joie de constater que son fibrome était un bel enfant, bien constitué, qui ne demandait qu'à vivre.

FIBROMES ET RAYONS X

De tout ce qui précède, il résulte évidemment qu'il est absolument inutile de recourir aux rayons X pour le traitement des fibromes.

Et leur emploi est dangereux. Ils provoquent la dégénérescence cancéreuse. Qu'on ne s'en rapporte pas, sur ce point, aux statistiques très contradictoires des radiologistes; qu'on lise plutôt la *Gazette des Hôpitaux,* n° du 4 octobre 1919, et la *Presse Médicale,* n° du 13 décembre 1919.

M. Debet dit que M. Mornard a vu, chez trois femmes de 45 à 50 ans, au voisinage de la ménopause, un cancer se développer rapidement dans le canal utérin après essai de radiothérapie pour fibrome. « Dans tous les cas, on observa, après l'irradiation, une suppression momentanée des métrorragies et même des règles. Jamais le volume du fibrome ne se modifia. Puis réapparition en général rapide de métrorragies abondantes, d'écoulement fétides, sensation de masses bourgeonnantes dans le canal utérin, avec envahissement plus ou moins net du paramètre. Toujours l'évolution fut très rapide, en particulier dans un cas où, soixante-douze heures après la première métrorragie, on trouva l'utérus plein de bourgeons et des noyaux dans le vagin : bientôt après, envahissement et perforation de la vessie, évolution foudroyante et mort au bout d'un mois. »

FIBROMES ET RADIUM

C'est, ici surtout, qu'il est opportun de répéter, avec M. J.-L. Pech :

« Il faut se méfier du charlatan pseudo-scienti-
« fique. Il ne suffit pas d'acheter les instruments,

« pour le chirurgien ; il ne suffit pas non plus de « posséder l'installation radiothérapique dernier « modèle et une grosse quantité de radium pour « être thérapeute. »

D'ailleurs, dans les plus adroites mains des plus habiles opérateurs, le radium, en gynécologie, n'a donné, jusqu'ici, aucun bon résultat. Mais il cause, chaque jour, des désastres irréparables. Criminels sont les docteurs qui s'obstinent à l'employer sans hésitation et sans discernement et bien naïves et ignorantes, les malades qui s'y laissent prendre.

Exemples :

Société de Chirurgie de Lyon

(21 février 1924).

Sur la Curiethérapie, M. Viannay, rapporte 3 cas

1er cas. — Nullipare, 43 ans. Fibrome gros comme une tête de fœtus à terme. Abondantes métrorragies, 1re application de Ra : 19 millicuries détruits. Cessation des métrorragies, pas de diminution du fibrome. Un an après, retour des métrorragies, anémie grave. 2me application (28 millicuries) qui atténue les métrorragies. Puis, hystérectomie et mort.

2e cas. — Nullipare, 40 ans. Fibrome comme une grossesse de 5 mois. Métrorragies. 1re application de Ra (21 millicuries) fait cesser les pertes pendant 2 ans, sans diminution de volume. Retour des métrorragies. 2me application (19 millicuries) donne accidents septiques imposant l'hystérectomie. Mort.

3e cas. — Femme de 36 ans, 2 enfants. Fibrome gros comme un poing. Métrorragies, anémie grave. 1re application de radium : les pertes cessent pendant 2 mois, puis reparaissent; anémie grave. 2me application (28 millicuries) : métrorragies non influencées. Hystérectomie. Mort.

Lorsque l'hémorragie récidive, après emploi du radium, rarement l'hystérectomie donne un bon résultat.

Donc, plus de radium !

La brebis égarée ne sait pas retourner au bercail. Il faut que le berger se mette à sa recherche et vienne la retrouver. Elle le suit, alors, partout, docile et confiante. Mais elle ne le suivra plus, elle n'obéira qu'à la force, le jour où il voudra la conduire à l'abattoir. Le chemin serait-il fleuri, un pressentiment secret ou un mystérieux instinct avertira la pauvre bête; l'innocente et stupide brebis saura que c'est le chemin de la mort.

Vos hésitations et vos craintes, au moment de prendre le chemin de la clinique chirurgicale, je les comprendrai toujours et je les excuserai, ô mes chères lectrices. C'est pourquoi je me réjouis d'avoir inventé, pour vous, l'*Eutropine* qui guérit et fortifie sans jamais nuire.

EUTROPINE ET FIBROMES

Exemples :

C'est en mars 1910, que m'a été soumis le premier cas de fibrome, plus d'un an après les deux arrêts par lesquels la Cour de Pau avait reconnu la parfaite innocuité de l'*Eutropine* et son incontestable efficacité contre le cancer.

Une dame m'écrivit pour me poser cette question : « Votre *Eutropine*, dont j'ai pu constater la merveilleuse efficacité contre le cancer, aura-t-elle la vertu de me débarrasser d'un fibrome qui résiste, depuis longtemps, à tout ce que sait faire la Faculté pour me guérir sans opération ? »

A cette question inattendue, je dus avouer que je n'avais jamais songé aux fibromes, trop occupé et préoccupé de la lutte contre le cancer. Mais j'ajoutai : « Je ne vois pas bien un simple fibrome se défendant contre une vigoureuse attaque de l'*Eutropine*. En tout cas, l'expérience est à faire. Si vous êtes de mon avis, écrivez à mon docteur. »

Ainsi fut fait. Et la guérison ne se fit pas longtemps attendre.

Voici par quelle lettre elle me fut annoncée :

M..., le 10 Avril 1910.

Monsieur l'Abbé,

C'est encore moi qvi viens vous importuner.

Ce matin, il m'est arrivé un fait qui n'est pas ordinaire, je crois.

Je vous avais écrit que le Docteur m'avait dit que j'avais un fibrome. Ce matin donc, avant mon lever, j'ai ressenti un malaise que je ne pouvais définir, dans le ventre. Ce n'était pas une douleur. Un moment après, j'ai rendu des matières jaunâtres, puis une espèce de peau, comme une figue sèche. Serait-ce l'effet de l'Eutropine qui aurait desséché le fibrome? Je n'ai plus rien senti, plus de pertes.

Je vous demande pardon, Monsieur le Curé, de vous dire tous ces détails. Mais je vous vois si bon et surtout si complaisant que je me laisse aller à vous raconter toutes ces choses. Je commençais à me décourager. Mais depuis que j'ai commencé votre traitement, je prends confiance, surtout aujourd'hui.

Veuillez, je vous prie, me dire ce que j'ai à faire dans cette circonstance.

J. V.-E.

Ma réponse fut facile : « Madame, qu'il vous suffise de savoir que vous êtes guérie. Croyez-le. Je vous en félicite. »

Une pauvre ouvrière de Tourcoing, mère de famille, m'écrivait.

Tourcoing, 14 Février 1912.

Monsieur Labbé,

Ayant vue dans le journal le Matin *que vous voulez bien envoyer une brochure aux personnes adinte de fribone, depuis 2 ans ge cherche à trouvez un médicament qui pourai me soulagez je n'ai que 53 ans et je ne puis plus travaliez.*

je vous en remercie a lavance recevez M. Labbé mes respecq.

V. D...

De cette confiance naïve je fus profondément touché. Aussi quelle joie devait être la mienne, le jour où je reçus une autre lettre que voici :

Tourcoing, le 18 Mars 1912.

Monsieurs Labbé Dupuy

M. Labbé je tiens à vous faire savoirs que j'ai redemandez un 2e litre d'eutropine à Bordeaux j'ai laissez au bout de 6 à 7 jours beaucoup de sang, des morceaux de viande gadé lon aurai dit du foi j'en ai Toujours laissez 1 kilog en tout le sans et la saltez sans vous perte respecq M. Labbé jen suit déga bien contente et je remercie bien le bon Dieu depuis je laisse Toujours de l'eau mêlez de salté jaune esque vous croyez M. Labbé que je laisserai le reste encore en mauvaise chaire comme j'ai laissez déga

le pharmacien ne ma pas dit si je devrai en prendre chaque foi un verre à vin oux le contenue dun verre à bierre ne sachant commant faire je prent le contenue d'un verre à vin pas tré grand.

jespère M. Labbé que vous me donnerai une petite reponse en atendant le plaisirs de venire vout remerciez en alons à lourde remercie la St-Vierge jirai pour la 3e fois jespère cette année.

recevez M. Labbé mes respecq.

femme V. D.

J'ai voulu respecter l'orthographe du précieux document. Les grammairiens vont sourire... Mais je m'en moque, et cette vénérable femme aussi. Elle est bel et bien guérie de son fibrome.

Lettre par laquelle Mme L. C... me rend compte des effets de l'*Eutropine* sur son fibrome :

V..., le 2 Octobre 1912.

Monsieur l'Abbé,

Voici déjà quelque temps que je désire vous donner de mes nouvelles.

J'attendais, pour le faire, que mon traitement par l'Eutropine produisit son effet.

Je l'ai suivi presque régulièrement jusqu'à présent.

Matin et soir, je prends une injection froide d'un verre d'Eutropine.

Parfois je rends des peaux, des membranes, de la graisse, de la chair morte, des caillots de sang entourés de graisse ou de peaux.

Tous ces déchets ne répandent aucune odeur. Pas de pus.

J'ai ouvert un de ces caillots de sang, et j'ai vu qu'il ressemblait, à l'intérieur, à du gésier de poulet.

Pour rendre ces déchets, il faut que je prenne une injection d'eau chaude légèrement salée, à grands jets, de la contenance d'un litre, une fois par jour. Sans ce lavage à grands jets, ces débris ne s'écoulent pas, je ne rends rien.

Je veux et j'espère aboutir cette fois à une guérison complète.

Mon sommeil est bon, mon appétit aussi.

Je m'occupe dans mon ménage et je marche régulièrement une heure ou deux tous les jours.

Je supporte le traitement sans trop de fatigue.

Recevez donc...

L. C...

C'est par centaines que nous pourrions citer de telles lettres annonçant des guérisons de fibromes.

L'*Eutropine* guérit ainsi tous les fibromes, mais pas toujours avec la même rapidité.

Ainsi, les fibromes trop volumineux, qui ne permettent pas de pratiquer des injections utérines abondantes, demandent un traitement plus long.

Il en est de même quand il s'agit de fibromes multiples ou de semis de petites tumeurs très adhérentes, qui constituent ce qu'on appelle une matrice fibromateuse. Ces petites tumeurs sont plus adhérentes à l'organe que les grandes et sont plus longues à mortifier et à désorganiser par l'*Eutropine*. Mais elles sont toujours finalement détruites et expulsées.

Dans le cas suivant, certaines particularités rendaient le traitement très difficile, le remède ne pouvant être introduit et gardé dans l'utérus qu'à faible dose. Succès complet.

Toulouse, le 26 Novembre 1912.

Monsieur l'Abbé,

Je suis très heureux de vous faire connaître les premiers résultats satisfaisants obtenus, à la suite de l'application de l'Eutropine : il y a eu évacuation de nombreuses petites peaux; au bout du premier mois, l'expulsion d'une membrane de la grosseur d'une prune; durant le deuxième mois, toujours des peaux, et, à l'expiration du deuxième mois, qui remonte à six jours, une nouvelle membrane, du double de la première, présentant l'aspect d'un morceau de cervelle cuite : je l'ai soumise à mon Docteur, qui n'a pas hésité à reconnaître que c'était bien là, un morceau de fibrome, qu'il a, du reste, emporté à la Faculté, trouvant le cas très intéressant.

Ces deux expulsions se sont produites au moment exact de la menstruation.

Nous avons fait le traitement pendant deux mois et allons le reprendre demain, dès que ma femme ne sera plus indisposée, avec l'espoir d'arriver rapidement à la fin.

Le seul inconvénient réside dans la difficulté de conserver le liquide; néanmoins le peu qui reste, à chaque injection, et que l'on peut évaluer à 1/4 de verre, produit bien son effet.

B...

Mme D... se trouvait réduite à un état d'infirmité lamentable par un énorme fibrome « du volume d'un fœtus de 7 mois », selon l'expression du docteur B..., qui le jugea inopérable et partant inguérissable. Plusieurs autres docteurs consultés avaient déjà porté le même désespérant pronostic.

« Il ne me reste donc, dit cette malheureuse dame, qu'à essayer du traitement de l'abbé Dupuy. » — « De ma part », répondit M. le docteur B..., « vous pouvez dire à M. l'abbé Dupuy, que, dans ce cas si extraordinaire, son traitement est voué à un échec complet autant qu'inévitable. »

Cependant Mme D..., déjà presque incapable de marcher et de se tenir debout, vint me voir pour me demander mon avis. Et elle s'en retourna moins découragée.

Cinq mois plus tard, elle se trouvait parfaitement guérie. Une fois de plus, l'*Eutropine* avait justifié notre confiance.

OBJECTION UNIQUE

Elle a été formulée des centaines de fois en présence des merveilleux effets curatifs de l'*Eutropine* dans le traitement des plus graves maladies de l'utérus.

« Comment l'*Eutropine* peut-elle y détruire les tumeurs les plus dures, par des applications quotidiennes et fréquentes, faites pendant plusieurs mois sans interruption, quelquefois même durant une année entière, sans altérer profondément l'organe, sans le détruire et sans causer tout au moins la stérilité la plus complète et la plus irrémédiable? »

La Cour de Pau, par deux arrêts, l'un du 23 janvier 1909, l'autre du 11 décembre 1909, a reconnu la parfaite innocuité de l'*Eutropine*, jugeant après enquête faite pendant six mois, dans toute la France et sur plusieurs milliers de cas.

Elle a condamné le journal la « *Dépêche* » de Toulouse qui avait attribué calomnieusement, à l'*Eutropine*, des effets nuisibles.

Que peut-on ajouter à la valeur d'une telle réponse? Rien de plus flatteur pour un remède, rien de plus encourageant pour les malades.

Mais il y a peut-être encore des braves gens et des médecins consciencieux qui ne comprennent pas toute la portée de ces deux arrêts de Cour.

Ils comprendront les deux exemples suivants :

Mme M. L..., mariée depuis longtemps, n'avait pas d'enfants, et elle approchait de la quarantaine. Elle était affligée d'un vieux fibrome, qui grossissait et la gênait de plus en plus. Redoutant une opération chirurgicale, elle suivit le conseil de Mme J..., sa voisine, et se traita par le remède de l'abbé Dupuy. Malgré sa consistance presque pierreuse, le fibrome fut peu à peu détruit et disparut. Et la guérison fut suivie d'une heureuse grossesse.

Un résultat plus extraordinaire avait été obtenu, en septembre 1913.

D'après les constatations de M. le docteur P..., Mme Z. D..., atteinte de cancer de l'utérus, très souffrante et très affaiblie, avait dû s'aliter. Et l'on voyait apparaître déjà certains signes faisant craindre un commencement de cachexie. C'est alors seulement qu'elle entendit parler de l'*Eutropine*. On lui annonça que ce remède guérissait des maux de la même nature que le sien. Elle voulut en essayer et s'en trouva bien, si bien que, peu de semaines après, elle eut la force de se lever et de se faire conduire à Laloubère par son mari. J'en fus stupéfait. La malade s'en retourna réconfortée par mes sincères encouragements. Et tout alla de mieux en mieux.

Et le 6 septembre 1913, je reçus la lettre suivante de Mme Z. D... :

Monsieur l'Abbé,

Je ne vous écris plus pour vous parler de mon traitement : je suis guérie. Mais je viens de mettre au monde une belle petite fille. La sage-femme me conseille de la nourrir au sein. Après le terrible mal dont j'ai été atteinte, après le traitement que vous savez, puis-je le faire prudemment, etc...

La petite Marie-Louise a été nourrie au sein maternel. Cela ne l'a pas empêchée de vivre, de grandir et de devenir une belle enfant.

Kystes, Polypes, Papillomes, Verrues, Végétations Loupes, Phlegmons, Adénites Adénomes, Furoncles, Anthrax, Panaris et Abcès

---

L'*Eutropine* procure la guérison parfaite de toutes ces affections, toutes les fois que, la situation du mal étant favorable, on l'emploie comme pour le traitement des fibromes : bains prolongés, compresses et injections.

LUPUS

Le lupus est une des maladies les plus rebelles à toutes les médications.

Cependant, l'*Eutropine* finit par amener la guérison, dans la plupart des cas.

Mais il y a lieu de faire observer que la durée du traitement varie, à chaque cas, sans qu'on puisse s'expliquer ce fait autrement qu'en admettant qu'il y a de nombreuses espèces de lupus, mal dont l'étiologie reste obscure.

L'"Eutropine" remède préservatif

On ne devrait pas oublier que l'*Eutropine* est le remède préservatif le plus efficace, le plus précieux et le plus inoffensif des maladies chirurgicales les plus redoutables.

Pourquoi ne pas s'en servir pour prévenir ou pour faire disparaître les états précancéreux des organes et des tissus accessibles au remède ?

Exemples :

I. — Cancers de la bouche et de la langue

On les rencontre fréquemment, non seulement chez les fumeurs, mais aussi chez les personnes à mauvaise dentition, après l'extraction d'une dent ou à la suite d'une blessure faite à la langue par une dent cassée ou cariée ou mal placée.

Pour stériliser parfaitement plaie ou lésion, avant toute entreprise du microbe malin, que faut-il ?

Un simple lavage ou rinçage à l'*Eutropine* pure.

Cette même précaution, si simple, appliquée à n'importe quelle lésion ou blessure externe, écartera tout danger d'infection.

II. — Tumeurs de l'utérus et du rectum

Puisque l'*Eutropine* les guérit, comment pourront-elles se former sur des tissus touchés par ce remède ?

Donc on les évitera sûrement en usant, à des intervalles convenables, d'une bonne injection préservatrice à l'*Eutropine.*

Puissent toutes les femmes, connaître cette vérité. Chaque année, en France, on comptera cinquante mille victimes de moins chez les clientes des diverses cliniques chirurgicales.

CONSIDÉRATIONS

Pour faire connaître plus exactement, à tous mes lecteurs, l'état actuel de la thérapeutique anti-cancéreuse, j'avais espéré pouvoir leur présenter le tableau expressif de *mille cancers* traités inutilement, et avec grand dommage pour les patients, soit par la chirurgie, soit par les rayons X, soit par le radium, soit par tous ces moyens réunis, en le faisant suivre de l'exposé d'un *même nombre de cas de cancers* plus graves, la plupart jugés inopérables et inguérissables par les Docteurs ou bien malheureusement aggravés par leurs traitements, mais finalement guéris par l'*Eutropine*. Je possède les documents en surabondance.

Au pauvre curé-guérisseur, déjà vieux, le Ciel accordera-t-il jamais le temps et les moyens de publier un volume de plus de mille pages ?

Ce travail, d'ailleurs, devient de moins en moins nécessaire. La vérité lentement se fait jour.

« *La vérité qui ne consent pas à se taire finit toujours par l'emporter sur le mensonge et sur la force.* » (Jules Delahaye).

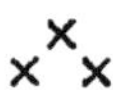

Voici quel serait le n° 1 de la série d'insuccès de la Faculté :

Par lettre du 23 décembre 1907, le cas suivant m'est exposé :

« Mme B..., de Paris, 37 ans 1/2, atteinte de can-
« cer du sein, a été opérée, sans retard, en mai der-
« nier, par Terrier. L'opération a si bien réussi que
« la malade, parfaitement guérie, a pu supporter,
« sans la moindre fatigue, deux mois de voyages
« dans les Pyrénées (août et septembre). Mais, en
« octobre, la récidive s'est manifestée. Les docteurs

« Terrier, Doyen, Béclère et Foveau de Courmelle
« ont été appelés pour la soigner. Et c'est
« M. Béclère qui l'a traitée aux rayons X, selon sa
« méthode.

« Mais ce traitement n'a pas empêché l'état de
« Mme B... d'empirer. Elle est plus faible et plus
« souffrante. Elle respire plus difficilement et la
« sécrétion urinaire est très insuffisante, malgré
« l'emploi des diurétiques. Les docteurs disent que,
« vu l'état de faiblesse de la malade, ils croient
« devoir interrompre le traitement pour la laisser
« reprendre des forces, sauf à le continuer, quand
« elle pourra mieux le supporter.

« Votre *Eutropine* peut-elle, etc... ? »

Par lettre du 24 décembre, confiée au courrier de 6 heures du soir, je fis, à M. B..., cette réponse :

« Le traitement électrique a hâté la généralisa-
« tion du mal. Des renseignements que vous voulez
« bien me donner, il résulte que les poumons et les
« reins sont déjà profondément atteints. Il ne s'agit
« pas de suspendre, mais d'abandonner ce traite-
« ment qui n'aurait jamais dû être appliqué. En ce
« moment, ni le bistouri de Terrier, ni les rayons X
« de Béclère, ni mon *Eutropine* n'y peuvent plus
« rien. Mettons tout notre espoir en Dieu. Union de
« prières ! »

La mort survint, le 27 décembre, au milieu d'horribles souffrances que la morphine augmentait, au lieu de les calmer.

Voilà donc ce qui est advenu après une opération pratiquée dans les meilleures conditions, par le meilleur chirurgien. Mais faut-il s'étonner de la récidive? Il a suffi qu'un seul microbe malin restât en dehors du champ opératoire pour empêcher la guérison. Et c'est ce qui arrive 99 fois sur cent. C'est pourquoi l'opération ne guérit que très rarement le vrai cancer, parce que presque jamais le mal n'est assez localisé pour pouvoir être complètement enlevé par le chirurgien.

Mais pourquoi Doyen et Terrier ne se sont-ils pas empressés de réopérer, au premier signe de la récidive ?

Quand la première opération a été pratiquée dans de bonnes conditions, la seconde ne saurait réussir et elle ne réussit jamais. Il n'est pas permis de réopérer. L'abstention de Terrier et de Doyen, en cette circonstance, est sage et louable.

Quant à la radiothérapie, nous avons déjà expliqué pourquoi elle était absolument contre-indiquée et ne pouvait que devenir désastreuse.

Dans le n° 2, les opérateurs trop entreprenants et pas assez honnêtes, trouveraient une bonne leçon à méditer.

A S... (Charente-Inférieure), Mme V... fut opérée d'un cancer du sein, dans les conditions les plus favorables, en 1907. Mais au moment où, quelques semaines plus tard, elle allait se croire définitivement guérie, quelle ne fut pas sa surprise et celle de sa famille et de son médecin en constatant les signes certains de la récidive.

Quand le cas me fut soumis, le 1er décembre 1907, on pouvait facilement compter 22 tumeurs disséminées sur diverses parties du corps, mais toutes assez voisines de la surface. Mais rien n'accusait encore l'existence de métastases internes du côté des reins et des poumons. Toutes ces tumeurs furent soumises à un traitement intensif à l'*Eutropine*. Et toutes bientôt furent en voie de guérison. Je commençais à espérer; je ne craignais plus qu'une surprise du côté de l'utérus. Et je priai M. le docteur R... de surveiller cet organe et, au besoin, d'en assurer la défense, à la moindre menace du mal. Mais le mal trompa la vigilance du bon docteur trop optimiste. L'état de la malade redevint inquiétant. Et finalement elle mourut d'un cancer de l'utérus repéré trop tard.

Au n° 3, nous trouverions le cas d'un voyageur de commerce, de M... (Lot-et-Garonne). Une tumeur maligne s'était développée au pied, sur un orteil. Six opérations consécutives ne purent faire disparaître le mal, qui existait encore sur le moignon de la cuisse laissé par la sixième opération, quand j'ai été consulté.

C'était trop tard. Le malheureux mourut peu de jours après. Rien d'étonnant : la sixième opération ne pouvait être plus heureuse que la première.

UNE CRAINTE SALUTAIRE

Chers lecteurs et chères lectrices, ne craignez donc pas l'*Eutropine* qui guérit et qui, non seulement ne tue pas, mais ne nuit jamais à personne.

Craignez plutôt les Docteurs qui déconseillent l'*Eutropine* et même ceux qui disent n'y avoir pas confiance.

Parmi ces Docteurs, il y a surtout des charlatans dont ce remède condamne et déjoue les manœuvres criminelles. Leurs scandaleux profits subissent une baisse inattendue. De là, leur irritation.

De ceux-là, nous avons assez dit pour les faire connaître.

Mais il y a encore quelques bons médecins très honnêtes, très consciencieux, bons catholiques même, et scrupuleusement pratiquants, qui n'osent se dire partisans de l'*Eutropine.*

Pourquoi ? Victimes d'une vieille erreur, née de l'orgueil et quelque peu de l'ignorance, ils ne peuvent admettre qu'un guérisseur non diplômé puisse connaître un peu la médecine et découvrir un bon remède inconnu de la Faculté !

A l'unisson avec les pires charlatans, leurs indignes confrères, ils répètent en chœur : « *Non est* « *alius præter nos, il n'y a que nous.* »

J'hésite à vous citer des exemples, par seule crainte qu'on me reproche la longueur de ce petit livre dont la lecture doit rester facile aux plus simples et aux moins désœuvrés.

Qu'on me pardonne de citer le suivant. Je serai bref.

Le 24 juin 1910, M. Etienne Chauliac, de Montpellier, m'écrivait :

« Vous recevrez, par ce même courrier, une lettre « de Mme Chauliac, dans laquelle vous seront rela- « tées toutes les phases de sa maladie jusqu'à ce « jour. »

« Nous lui avons, jusqu'à présent, caché la « vérité. »

« Plusieurs docteurs ont constaté un état cancé- « reux excessivemeut grave de la matrice, ainsi « qu'un mal blanc sur la langue et près du gosier. « Ils ont déclaré son état absolument désespéré. Et « ils ne lui font administrer que des injections d'eau « oxygénée, autant pour lui faire illusion que pour « la soulager. »

« Vous comprendrez aisément, cher Monsieur « l'Abbé, qu'elle ignore son état et que nous vou- « lons, à tout prix, lui laisser ignorer la nature de « son mal. »

« Ma très chère épouse, presque une religieuse, « dans le monde, a passé sa vie à faire le bien. Elle « a 64 ans. »

Le même courrier, en effet, m'apporta cette lettre et celle de Mme Chauliac, dans laquelle je lus :

10

« C'est une excellente amie, Mme V..., émerveillée,
« qui nous a parlé de vos remèdes et donné votre
« adresse... »

« Depuis quatorze mois, je suis gravement malade.
« J'ai des pertes blanches ou jaunâtres ou sembla-
« bles à des caillots de sang. Tout cela a une odeur
« fétide, mauvaise. Les docteurs, après des soins
« divers, ont ordonné, pour la matrice, des injec-
« tions d'eau oxygénée, de l'aniodol, du lusoforme. »

« J'ai, par moments, des maux de tête, faiblesses,
« vertiges, oppression, à la moindre fatigue, surtout
« en montant des marches. Maux de reins, palpita-
« tions de cœur, etc. »

Ainsi renseigné, je m'empressai d'encourager Mme Chauliac et de l'engager à se traiter à l'*Eutropine,* sans hésitation et sans retard, lui affirmant ma pleine confiance dans ce remède pour lui procurer la guérison de son mal, qu'elle qu'en fut la nature et la gravité, parce qu'il guérit toutes les maladies les plus graves de l'utérus.

Déjà, par sa lettre du 9 juillet, la malade m'annonçait une petite amélioration de son état. Elle en a, dit-elle, informé son médecin et lui a dit qu'elle espérait pouvoir bientôt venir à Lourdes. Malgré sa défense, elle va en voiture et en tramway, sans ressentir le moindre inconvénient.

Une nouvelle lettre du 18 juillet confirme la nouvelle d'une amélioration progressive. Mme Chauliac espère.

« Les docteurs », dit-elle, « me font voir l'épée « de Damoclès suspendue sur ma tête. Mais, contre « leur gré, je vais en voiture et en tram sans aucune « difficulté. »

La lettre du 7 août commence ainsi : « Je vous « adresse, Monsieur l'Abbé, ces lignes pour vous « annoncer une amélioration sensible de mon état. « Je mange et digère bien; je dors à mon habitude. « Je me trouve bien du traitement à l'*Eutropine*. »

Celle du 22 août m'apprend que l'état de la malade s'améliore toujours sensiblement, que les pertes sont moins abondantes, moins épaisses et inodores.

Dans la lettre du 5 septembre, je lis : « J'ai le « plaisir de vous dire que le mieux, dans mon état, « va s'accentuant; je me sens la force et le courage « de faire le voyage de Lourdes. Mais mon mari « hésite et s'effraye du voyage. Je me demande si « les docteurs ne l'ont pas alarmé. Je continue tou- « jours le traitement, ayant grande confiance dans « vos bons conseils. »

La lettre du 15 septembre annonce les mêmes progrès et exprime la même confiance : « Je me « trouve toujours mieux, quoique non entièrement « guérie. »

« Nous habitons la campagne (La Mosson) et « nous nous y trouvons bien. »

La lettre du 18 octobre dit : « Je ressens, ces

« jours-ci, une sensible amélioration : j'ai pu, « dimanche, assister à tous les offices sans inconvé« nients et faire, dans la même journée, une assez « longue promenade. »

Lettre du 24 octobre : « Je me sens beaucoup « mieux, mangeant et dormant bien, pouvant « m'occuper et promener sans fatigue. »

Celle du 11 novembre est encore plus encourageante. On me presse de fonder, à Montpellier, une clinique anti-cancéreuse. On a de superbes emplacements sur le boulevard d'Assas, près de la belle promenade du Peyrou!

La lettre du 1er décembre 1910 (signée Anaïs Chauliac-Fournel, Etienne Chauliac), a pour objet de me déterminer à fonder, à Montpellier, une clinique homéopathique.

« C'est regrettable », me dit-on, « que, dans une « ville comme la nôtre, nous n'ayons pas un seul « docteur homéopathe. Si vous voulez, on pourrait « en parler aux docteurs qui m'ont soignée. Et vous « pourriez disposer déjà de plus de vingt mille « mètres de terrain à bâtir que nous avons sous « notre superbe promenade du Peyrou. »

..... Mme Chauliac ajoutait : « Mon mari désire « vivement aller à Nice, comme tous les hivers. Ce « n'est pas que je ne puisse faire le voyage par « petites étapes, mais j'ai peur d'être malade hors

« de ma maison. Que me conseillez-vous? Je vou-
« drais lui faire plaisir, mais je crains. »

Mon avis fut qu'on pouvait aller à Nice, mais, qu'à Nice, comme à Montpellier, il fallait continuer le même traitement, sans la moindre interruption.

Quant à la fondation d'une clinique, j'ai répondu que je ne pouvais, en ce moment, songer à pareille entreprise ni accepter les offres généreuses qui m'étaient faites.

J'avais déjà refusé des offres plus avantageuses encore que me faisait, en septembre 1908, Eugène Cadic, qui mettait à ma disposition, pour une clinique médicale, une maison vaste et commode, bâtie selon les meilleures règles de l'art moderne, et comprenant 18 belles pièces, sans compter salle de bains et autres installations complétant un « confort tel « qu'on ne peut le connaître en France. »

« Cette belle maison, richement meublée, est
« située en Angleterre, à Gosport, près de Ports-
« mouth, près de la mer. Climat très doux et sain,
« et à la porte, pour ainsi dire, de Portsmouth et
« de Southampton, desservis par tram et par che-
« min de fer. »

Eugène Cadic, décédé depuis, habitait l'Angleterre, « son pays. » Il était le frère d'Edward Cadic, le fondateur, à Cherbourg, de la *Croix de la Manche*.

Voilà donc Mme Chauliac en bonne voie de guérison.

Lettre du 12 décembre : « Mon mari est aux « anges de voir la grande amélioration de mon état. « Je mange et dors bien ; je me sens forte et puis « vaquer à mes affaires. J'assiste aux offices. Et je « puis faire de longues promenades à pied, en « tram, en train et en voiture.... »

Lettre du 30 décembre : mêmes renseignements, mêmes assurances.

Le 14 janvier 1911, on est à Nice. Le voyage s'est fait sans accident et sans fatigue.

Lettre du 24 janvier 1911 : « A notre arrivée, « j'avais contracté un rhume qui m'a un peu fati- « guée. Mais, actuellement, je suis bien ; je puis « assister aux offices et faire de bonnes prome- « nades. Nous sommes bien installés, près de la « gare : chambre ensoleillée durant plusieurs heu- « res de la matinée, éclairage électrique, chauffage « central, etc. »

Lettre du 4 février : « Nous jouissons d'un splen- « dide soleil ; la température est douce... Mon état « de santé se maintient toujours à peu près. »

Lettre du 8 février : « Nous sommes à Vintimille, « près de nos chères Carmélites, très heureux de « les revoir, après avoir craint d'être privés de ce « plaisir. »

Lettre du 18 février, de Montpellier : « Nous « avons fait un très bon voyage. J'ai fait tout d'un

« trait le parcours de Nice à Montpellier, c'est-à-dire « dans le train, de 7 heures du matin à 4 h. 1/2 du « soir. »

Lettre du 14 mars : « Ma maladie ne s'est pas « aggravée. Au contraire..... »

Lettre du 31 mars : « Mme V... me dit que, tout « en usant de l'*Eutropine*, elle faisait, tous les ans, « une saison à Salies-de-Béarn. Croyez-vous, cher « Monsieur l'Abbé, que ces eaux me feraient du « bien ? »

Lettre du 20 avril 1911 : « Je me faisais un plai- « sir, en même temps qu'un devoir, de suivre exac- « tement les exercices de la Semaine Sainte, en « négligeant mon traitement. Mais, le jour de « Pâques, après la messe, je me sentais mal et fus « prise, vers les deux heures, d'une légère hémor- « ragie. Le Samedi Saint, nous étions allés trouver « un de nos grands docteurs (professeur Grasset). « Après m'avoir beaucoup auscultée *(sic)*, il me dit « de voir le docteur qui me soignait pour la mala- « die de la matrice, ou tout autre chirurgien. Je lui « demandai s'il me fallait une opération. Il me dit « que non. Les docteurs me disent que j'ai une « inflammation et une lésion de l'utérus. Ils ne « m'ordonnent que des injections d'eau oxygénée. « Seul, mon mari insiste pour les injections « d'*Eutropine*, etc. »

Après toutes ces citations, il est temps de faire

remarquer l'étrange conduite des docteurs. Quelques-uns ne sont pas seulement les médecins, mais aussi les amis et les confidents des Chauliac.

Douze mois après avoir reconnu et laissé Mme Chauliac mourante d'un cancer inguérissable, les circonstances les font témoins d'une amélioration, par l'*Eutropine,* que rien ne leur permettait d'espérer et dont la Faculté ne vit jamais d'exemple. Ils n'en dédaignent pas moins le remède et la méthode du bon vieux curé-guérisseur. Pour eux, l'*Eutropine* n'est rien, bien qu'elle ait déjà, à Montpellier, procuré des guérisons sensationnelles, impossibles même, au jugement de la Faculté. Ils ne prescrivent que l'eau oxygénée. Chauliac, seul, insiste pour l'*Eutropine*. Et, de mon côté, sachant la guérison possible, certaine même, si le traitement était bien fait, j'adressais des encouragements à la chère malade et je priais pour elle. Quelle affreuse situation !

Lettre du 6 mai 1911 : « Excusez-nous d'avoir « tardé à vous remercier de votre bonne lettre, « si consolante. C'est, après Dieu, ce qui nous « soutient.....

« Il y a eu, hier, un an que tous les Docteurs « avaient désespéré et que mon mari me croyait « perdue.....

« Le Docteur habituel me dit que les douleurs « que j'éprouve sont névralgiques..... Dans les « premiers jours de la semaine prochaine, je vous « écrirai plus longuement. »

Lettre du 10 mai : « Je ne suis pas plus mal. Et, « d'après le Docteur, les douleurs que je ressens « sont névralgiques. ».....

On ne cessait de tromper ainsi la pauvre malade, en lui cachant son mal et en ne lui prescrivant aucun traitement curatif, loin de l'encourager à bien se servir de l'*Eutropine*, qui l'avait mise en voie de guérison.

Un malheur plus grand allait la frapper.

Mort de M. Chauliac

M. et Mme Chauliac retournèrent à la campagne, le 16 août, pour se soustraire à la chaleur. Le lendemain, « après avoir déjeuné comme d'habitude, » M. Chauliac jouait aux cartes avec des amis, lorsqu'il est tombé paralysé, ne pouvant plus prononcer une parole. Il est mort le 22 août.

On prévoit facilement le sort qui attend la pauvre veuve souffrante et affligée. Elle se sentira bien seule, n'ayant plus, autour d'elle, personne pour soutenir son courage et lui rappeler la nécessité de ne pas interrompre son traitement. La sainte religieuse qui sera là, pour la soigner, ne croira pas pouvoir mieux faire que d'administrer scrupuleusement l'eau oxygénée prescrite par les savants Docteurs.

Dans sa désolation, Mme Chauliac m'écrira plus souvent encore que par le passé, non pour me parler de son mal et de son traitement, qui subira des interruptions fréquentes de huit et même de dix jours, mais pour me dire ses souffrances, sa confiance en Dieu et en N.-D. de Lourdes, et pour louer son excellente bonne, qui ne la quitte jamais, et la sainte religieuse qui passe les nuits à ses côtés. Elle m'affirme que son état de santé s'améliore et qu'elle continue à assister aux offices. Elle prie beaucoup et demande qu'on prie pour le cher défunt.

Le 22 mai, elle se rendit au château de Montfort, à Cette. A son arrivée, elle se crut atteinte d'une maladie de vessie et d'une entérite. Revenue à Montpellier, elle fit appeler son médecin habituel et le professeur Grasset, qui lui déclarèrent que son incontinence d'urine n'était causée que par la faiblesse. En m'écrivant pour me tenir au courant de ce qui venait de lui arriver, elle m'avouait avoir cessé depuis longtemps les injections d'*Eutropine*.

Avec des péripéties semblables, sa triste existence se prolongea pourtant pendant quelques semaines encore.

Mais, le 8 juillet, Maria, la bonne fidèle et dévouée, m'écrivait pour m'annoncer que Mme Chauliac avait reçu les derniers Sacrements et qu'elle était mourante. Par la faute des Docteurs, l'*Eutropine* ne lui avait procuré que deux années de prolongation de vie.

Puissent les malades et les médecins qui liront cette histoire ne pas oublier la bonne leçon qu'elle contient.

Laloubère, le 3 juin 1925.

A. DUPUY.

Avis les plus importants

I

Il ne suffit pas, aux malades, de connaître les propriétés de l'*Eutropine :* ils doivent savoir se bien servir de ce remède. Il leur importe donc : 1° De ne pas oublier les exemples cités dans la brochure; 2° De lire attentivement le mode d'emploi général; 3° De demander, au besoin, toutes explications utiles pour compléter le mode d'emploi général ou pour faire la mise au point réclamée par les particularités du cas à traiter.

II

En présence d'un cas qui leur paraît justiciable de l'*Eutropine*, les malades, sans hésitation, doivent se hâter de recourir à ce remède.

Dans certaines circonstances, le succès du traitement peut être compromis par un retard de quelques heures. Tandis que le malade hésite et attend, le mal quelquefois s'aggrave rapidement au point de devenir inguérissable.

On sait, d'ailleurs, que l'*Eutropine* n'est pas un remède dangereux : elle ne peut nuire. Donc, ne pas craindre.

III

Le premier soin des malades doit être d'exposer leur cas avec toute la clarté et les précisions possibles.

Le bulletin, pour le Docteur, devra contenir au moins les renseignements suivants :

1° Age du malade ;
2° Son sexe ;
3° Son adresse ;
4° Nature du mal ;
5° Date de son apparition ;
6° Etat actuel ;
7° Traitements déjà suivis.

IV

Les malades en traitement, au lieu de s'effrayer et d'interrompre les applications d'*Eutropine*, quand ils ne comprennent pas les effets observés, doivent se borner à les signaler à qui peut les leur expliquer.

Exemple :

« Liévin, 2 juin 1925.

« Monsieur l'Abbé Dupuy,

« Je tiens à vous rendre compte du résultat obtenu « par l'emploi de l'*Eutropine*. Je ne suis pas encore « complètement guérie, mais j'ai l'espoir d'être « délivrée bientôt de ce maudit fibrome en conti-

« nuant mon traitement. Au moment des époques,
« je perds beaucoup de morceaux de sang caillé
« mélangé de fibres de la forme de têtards (petits
« crapauds). Et cela amène des hémorragies assez
« prolongées. Le sang que je perds est accompagné
« d'un liquide jaune.

« Mon mari, inquiet, à la première hémorragie,
« vous avait demandé conseil. Et, depuis votre
« réponse, nous sommes rassurés. Pour combattre
« les hémorragies, je prends simplement des injec-
« tions chaudes de feuilles de noyer et de plantain,
« comme vous me l'aviez indiqué.

« Quand je prends dans l'intervalle des injections
« d'*Eutropine,* une injection de lavage à l'eau
« bouillie, je rejette, à certains jours, pas mal de
« fibres qui ont l'aspect d'épluchures de pommes de
« terre nouvelles. J'ai recommandé, à plusieurs
« personnes, votre remède, notamment à une per-
« sonne de Souchez, dont le mari est affligé d'un
« cancer à la bouche. Le mal est enrayé..., etc.

« P... ».

V

Le traitement d'une tumeur ou d'une plaie de nature infectieuse ne doit pas être interrompu : le microbe malin profiterait de l'interruption pour aggraver le mal.

VI

Les malades incapables de bien exposer leur cas feront bien de demander une note à leur Docteur ou de prier un bon voisin, plus instruit, de vouloir écrire, pour eux, un bon exposé de leur cas.

VII

Il faut considérer comme des ennemis dangereux et comme des hommes sans probité les médecins qui, de parti-pris, ne veulent pas entendre parler de l'*Eutropine,* remède qui a sauvé tant de milliers de malades et n'a jamais nui à personne, et dont aucun médecin n'ignore, aujourd'hui, la valeur.

De ces médecins, paraît-il, il en existe encore.

Le 9 mai 1925, une malade, de Tulle, m'écrivait :

« Je suis allée voir le Docteur que je voyais « autrefois. Mais il n'a pas voulu que je lui parle « de l'*Eutropine :* il m'aurait mise à la porte de son « *cabinet.* »

N'allez plus chez eux : ils ne pourront vous mettre à la porte !

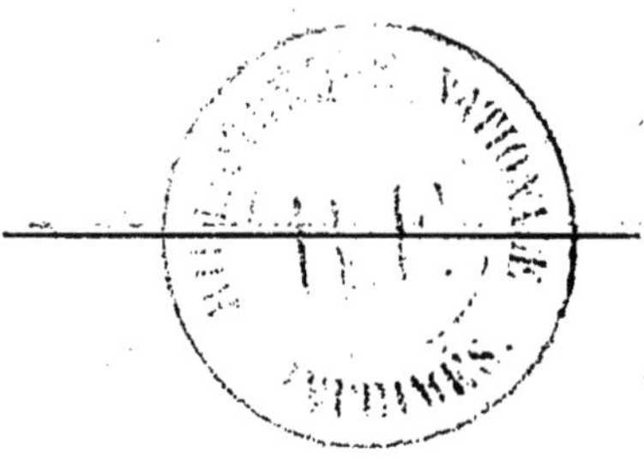

TABLE DES MATIÈRES

Pages

Préface 5
Cancer 7
Péril cancéreux 11
Qu'est-ce que le cancer ? 13
Le cancer est-il guérissable ? 20
Radiothérapie 24
Rayons X 26
Opération chirurgicale 31
Lymphocitose et cancer 35
Sérums 40
Electrosélénium 43
Cuivre colloïdal 46
L'Eutropine 49
Procès de l'Eutropine 62
Un scandale en Autriche 76
Procès de la *Dépêche* 80
Traitement du cancer 84
Cancer de l'œil 87
Cancer de la paupière 88
Cancer de l'oreille 92
Cancer du nez 93
Cancer de la bouche 94
Cancer de l'utérus 96
Cancer du sein 101
Cancer de l'aine 106

Pages

Cancer de la vessie........................ 108
Cancer du rectum........................ 113
Observations........................ 115
Fibromes........................ 118
Fibromes et chirurgie........................ 120
Fibromes et rayons X........................ 124
Fibromes et radium........................ 125
Eutropine et fibromes........................ 128
Objection unique........................ 135
Lupus........................ 138
L'Eutropine, remède préservatif........................ 138
Considérations........................ 139
Une crainte salutaire........................ 144
Avis les plus importants........................ 154

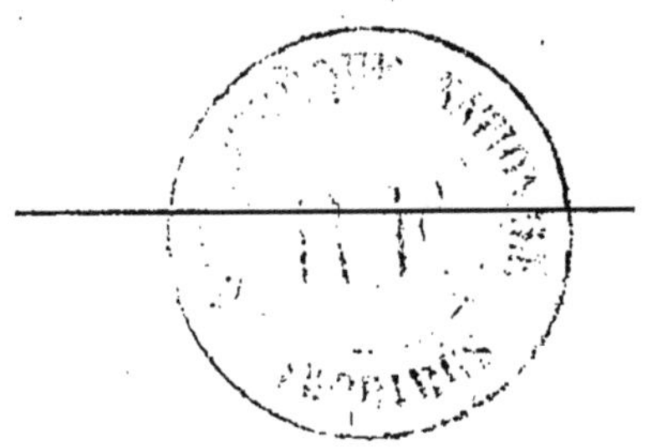

www.ingramcontent.com/pod-product-compliance
Ingram Content Group UK Ltd.
Pitfield, Milton Keynes, MK11 3LW, UK
UKHW022111260726
13993UKWH00001B/438

9 782329 175331